骨折复位固定器疗法是中西医结合产物，深入研究，逐步推广，为人类健康服务

题赠孟和大夫

钱信忠

一九八八年二月

1988 年，时任卫生部部长的钱信忠对骨折复位固定器疗法给予肯定

《骨科穿针外固定疗法》
是研究骨折后病理变化
以生物力学为基础又以
材料科学与医疗器械的
成就并总结中西医临床
经验研制成功的将为
骨折患者健康服务
为孟和大夫题
钱信忠
一九九〇年十二月

1990 年，时任卫生部部长的钱信忠为“骨科穿针外固定疗法”题字，并对该疗法给予高度评价

继承不泥古
发扬不离宗

题赠孟和大夫

陈敏章

九三年二月

1993年，时任卫生部部长的陈敏章对孟和教授给予高度评价

望京醫鏡

孟和

中西医结合骨折复位固定器疗法传承研究

王德龙　张兴平／主编

北京科学技术出版社

图书在版编目（CIP）数据

中西医结合骨折复位固定器疗法传承研究 / 王德龙，张兴平主编. -- 北京 : 北京科学技术出版社，2025.
ISBN 978-7-5714-4341-2

Ⅰ. R687. 305

中国国家版本馆 CIP 数据核字第 20246Y9K27 号

策划编辑：张　洁
责任编辑：安致君
责任印制：李　茗
封面设计：米　乐
版式设计：美宸佳印
出 版 人：曾庆宇
出版发行：北京科学技术出版社
社　　址：北京西直门南大街 16 号
邮政编码：100035
电　　话：0086-10-66135495（总编室）　0086-10-66113227（发行部）
网　　址：www. bkydw. cn
印　　刷：北京中科印刷有限公司
开　　本：850 mm × 1168 mm　1/32
字　　数：137 千字
印　　张：7. 25
版　　次：2025 年 9 月第 1 版
印　　次：2025 年 9 月第 1 次印刷
ISBN 978-7-5714-4341-2

定　　价：69. 00 元

望京醫鏡

编写委员会

顾　问

黄璐琦　朱立国　孙树椿

主　任

李　浩　高景华

副主任（按姓氏笔画排序）

全洪松　杨克新　张　清　赵　勇　俞东青　曹　炜

谢　琪　薛侗枚

《中西医结合骨折复位固定器疗法传承研究》

编者名单

主　编

王德龙　张兴平

副主编

孙　研　郎森艳　李洪德　李铭雄

编　者（按姓氏笔画排序）

于　洋　王　萱　艾　奇　史长龙　孙永峰

李中可　李永耀　杨永刚　钟红刚

黄 序

中医药学包含着中华民族几千年的健康养生理念及其实践经验，是中华文明的瑰宝，凝聚着中国人民和中华民族的博大智慧，是中华民族的伟大创造。作为世界传统医药的杰出代表和重要组成部分，自古以来，中医药以其在疾病预防、治疗、康复等方面的独特优势，始终向世界传递着中华民族的生命智慧和哲学思想，为推动人类医药卫生文明作出了巨大贡献。党中央、国务院历来高度重视中医药工作，党的十八大以来，中医药传承发展进入新时代，中医药高质量发展跑出“加速度”。每一个中医药发展的高峰，都是各时期中医药人才在传承创新中铸就的，历代名医大家的学术经验是中医药学留给我们的宝贵财富，应当“继承好、发展好、利用好”。

中国中医科学院望京医院（简称“望京医院”）历经四十余年的传承发展和文化积淀，学术繁荣、名医荟萃，尤其是以尚天裕、孟和为代表的中医骨伤名家曾汇聚于此，留下了许多宝贵的临证经验、学术思想、特色疗法。为贯彻落实党中央、国务院有关中医药传承创新发展的战略部署，望京医院以“高水平中医医院建设项目”为契机，设立“名老医药专家学术经验传承”专项，成立丛书编写委员会，编撰“望京医镜”系列丛书。本套丛书旨在追本溯源、立根铸魂，挖掘整理名医名家经验，探寻中医名家传承谱系及其学术发展脉络，促进传承经验的多途径转化。丛书记录了诸多鲜活的医论、医案、医方，是望京医院中医名家毕生心血经验之凝结，且对中医药在现代医学体系中的价值进行了深入探讨和崭新诠释，推动了中医理论发展，是兼具传承性、创新性、实用性和系统性的守正创新之作，可以惠及后辈、启迪后学。

医镜者，“晓然于辨证用药，真昭彻如镜”，希望“望京医镜”丛书能让广大中医药工作者读后有“昭彻如镜”之感。相信本套丛书的出版能使诸多中医名家的经验成果、思想精髓释放出穿透岁月、历久弥新的光彩，为促进中医药学术思想和临床经验的传承，加快推动中医药事业传承创新发展、共筑健康中国贡献智慧和力量。

中国工程院院士

中国中医科学院院长

2024年10月

朱 序

中医药学是中华文化智慧的结晶，在几千年与疾病的斗争中不断发展壮大，成为维护人类健康的重要力量。中医药的整体观念与辨证施治的思维模式具有丰厚的中国文化底蕴，体现了自然科学与社会科学、人文科学的高度融合和统一，这正是中医药顽强生命力之所在，也是中医药发挥神奇功效的关键。其实践历经数千年而不衰，并能世代传承不断发展，与经得起检验的良好临床疗效密不可分。

《“健康中国2030”规划纲要》明确提出要“充分发挥中医药独特优势”，弘扬当代名老中医药专家的学术思想和临床诊疗经验，推进中医药文化传承与发展。“望京医镜”系列丛书的编写正是我院推进中医药传承与创新的一项重要举措。

本套丛书的编写得到了中国中医科学院及望京医院各级领导的大力支持，涵盖骨与关节退行性疾病、风湿病、老年病、心血管病、肾病等专科专病，将我院全国名老中医、首都名中医等专家的临证经验、学术思想、用药经验、特色疗法等进行了挖掘与整理，旨在“守正创新、传承精华”，拓展中高级中医药专业技术人员的专业知识和技能，提升专业水平能力，更好地满足中医药事业传承发展需求和人民健康需要。

本套丛书不仅是对临床经验的系统梳理与总结，更是对中医药在现代医学体系中的价值进行的深入诠释与再认识。这些积累与研究，旨在推动中医药在专科专病方面取得更大的进展，并为现代医学提供更加广泛和深刻的补充与支持。

希望本套丛书能为中医药学术界提供启发，成为从事科学研究和临床工作的中医专业人员的有益参考，同时为患者带来更加有效的治疗方案，贡献中医药的智慧与力量。

中国工程院院士 [签名]

2024 年 9 月

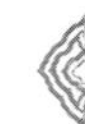

孙 序

中医药学是中国古代科学的瑰宝，也是打开中华文明宝库的钥匙。习近平总书记号召我们中医药工作者要“把中医药这一祖先留给我们的宝贵财富继承好、发展好、利用好，在建设健康中国、实现中国梦的伟大征程中谱写新的篇章”。

中国中医科学院望京医院成立于1997年，秉承“博爱、敬业、继承、创新”的院训精神，不断发展，目前已经成为一所以中医骨伤科为重点，中医药特色与优势显著，传统与现代诊疗技术相结合的三级甲等中医医院。历任领导非常重视对名医学术思想的挖掘与传承工作。本次由望京医院组织编写的“望京医镜”系列丛书，就是对建院以来诸多名医名师临证经验和典型医案的全面总结。

本套丛书覆盖了中医临床多个学科，从临床案例到理论创新，都作了较为详尽的论述，图文并茂，内容丰富，在注重理论阐述的同时，也强调了临床实践的重要性；同时深入剖析了名医们的医术精髓，揭示其背后的科学原理与人文关怀。本套丛书汇聚了众多中医领域的权威专家学者参与编写，他们不仅学术造诣深厚，更在临床实践中积累了丰富的经验。正是由于这些专家的鼎力支持，本套丛书才既具有学术权威性，又贴近临床实际，具有很高的实用价值。

相信本套丛书的出版与发行必将对中医学科的传承发展大有裨益，愿为之序。

全国名中医

中国中医科学院首席研究员

2024 年 10 月

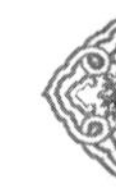

总前言

20 世纪 70 年代末，百废待兴、百业待举，为推广中西医结合治疗骨伤科疾病的临床经验，在周恩来总理、李先念副总理等老一辈党和国家领导人的关怀下，成立了中西医结合治疗骨关节损伤学习班，集结了冯天有、尚天裕等一批杰出的医学大家，随后成立了中国中医研究院骨伤科研究所（简称“骨研所”），全国中西医骨伤名家齐聚，开辟了以爱兴院、泽被苍生、薪火相传的新篇章。凡此种种，都发生在北京东直门海运仓的一座小楼内；但与这座小楼相距不过十余里的一片村落与田地中，有一所中医院校与一所附属医院也在冒芽待生。

当时，“望京”还是一片村落，并不是远近闻名的“北京发展最快区域”“首都第二 CBD”，其中最核心的区域“花家地”还是一片农田，其命名来源是“花椒地”还是“苇家地”都已难以考证；但无论是“花家地”还是“花椒地”，地上种的究竟是不是花椒已不重要，人们对于这片土地的热爱与依赖，成为了这片土地能够留下名字的重要原因。20 世纪 80 年代后期，花家地的“身份”迎来了 360 度转变，并在 20 世纪 90 年代一跃成为当时北京人口最密集、规模最大的居民区，唯一的现代化社区，曾被冠名为“亚洲最大的住宅社区”。其飞速发展和惊人变化，用“日新月异”来形容都略显寡淡。那田地中的院校，也从北京针灸学院更名为了北京针灸骨伤学院，成为了面向国内外培养中医针灸和骨伤科高级人才的基地；那田地中的医院，也建起了宏伟的大楼，满足着望京众多百姓的就医需求。1997 年，中国中医研究院骨伤科研究所、北京针灸骨伤学院骨伤系、北京针灸骨伤学院附属医院合并，正式成立中国中医研究院望京医院，后更名为中国中医科学院望京医院。

时至今日，骨研所、骨伤系、附属医院的脉络赓续相传，凝聚成望京医院发展壮大的精神血脉，凝聚在“博爱、敬业、继承、创新”的院训精神中，更希望可以凝聚在一套可以流传多年、受益后人的文字之中，所以我们组织全院之力编纂了这套丛书，希望可以凝练出众多前辈的学术思想、医德仁术，为后生所用、造福患者。这套丛书汇集了尚天裕、孟和、蒋位庄、朱云龙、孙树椿等老一辈名医的经验，收录了朱立国、刘祖发、安阿玥、李浩、杨国华、肖和印、吴林生、邱模炎、张宁、陈枫、周卫、赵勇、胡荫奇、夏玉清、徐凌云、高峰、曹炜、程玲、温建民、魏玮等中生代名医的经验。丛书名为

“望京医镜”，医镜者，医者之镜也。我们希望通过著书立说，立旗设镜，映照出名老医药专家的专长疗法、学术思想、人生体悟，启示后人，留下时代画卷中望京医院传承脉络浓墨重彩的一笔，成为医学新生代可学可照之明镜，将“继承好、发展好、利用好”中医药传承创新落到实处。

丛书编写委员会

2024 年 10 月

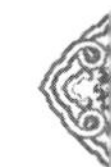

前　言

孟和是我国中西医结合骨科领域的著名学者，是当代中西医结合治疗骨折的奠基人和开拓者之一，是中国中西医结合骨科外固定器疗法的创始人和倡导者、中国骨科生物力学的创始人之一，牵头组建了中国首个骨科外固定的学术团体——全国骨伤科外固定学会，并一直带领学会不断前进，还牵头组建了中国中西医结合学会骨科微创专业委员会，并任名誉主任委员。

孟和学识渊博、思想深邃、治学严谨，一生致力于中西医结合治疗骨折的研究，为我国的中西医结合骨科事业的发展做出了不可磨灭的贡献，其学术声望享誉海内外。在近60年的骨科临床、科研、教学工作中，孟和在中西医结合骨科及生物力学领域贡献卓越，在理论上首次提出“骨折弹性固定准则”，创新性地建立了完整的骨折复位固定器疗法的规范化治疗体系，在骨折、肢体畸形、骨病的临床治疗上获得广泛应用，实现了骨折复位固定器疗法的自主理论创新、技术创新与器具创新，在中西医结合骨科理论、技术和器械改进上都做出了重大贡献，极大地推动了我国中西医结合骨科治疗水平的进步。孟和一生发表了学术论文60余篇，主编学术著作11部，获国际发明奖3项、省部级科技奖14项，获国家专利8项。

2023年，中国中医科学院望京医院以"高水平中医医院建设项目"为契机，组织实施了"名老医药专家学术经验传承"项目，以中国中医科学院望京医院多年从事创伤骨科临床、基础研究的人员为主体，联合国内多家科研院所、临床医疗机构等组成课题组，开展了"孟和学术思想传承研究"工作。课题组收集、整理了孟和发表的临床研究论文、专著、发明专利、学术报告、临床病例等资料，系统地介绍了孟和的学术思想和临床经验，特别是骨折复位固定器疗法（孟氏疗法）的基础理论、临床治疗方案和技术方法、相关生物力学研究成果等，提炼了孟和中西医结合治疗骨折的核心理论及其科学内涵，重点阐述了孟和在中西医结合骨科领域以及在骨科生物力学领域的学术成就。

本书主要内容包括成才之路和学术成就、学术思想、临床研究、学术传承4个部分，力求全面体现孟和的学术思想和临床经验，集中反映其对中西医结合骨科的学术贡献和成就，在传承孟和学术思想的基础上，为中西医结合治疗骨折及微创骨科的发展提供新的理论、技术和方法，为中西医结合骨科的发展方向提供参考。

本书的编写凝聚了课题组成员的辛勤汗水，感谢各位以专业的精神、严谨的态度铸就了本书。感谢中国中医科学院望京医院在人力、物力及经费方面的大力支持，同时，也要感谢北京科学技术出版社给本书出版发行的机会。

衷心希望本书能够成为广大读者了解孟和及其学术思想的一个窗口。由于编者专业水平及编写工作经验不足，本书初版难免有错漏之处，恳请同行专家和读者予以批评指正，提出宝贵意见。

编　者

2025 年 3 月

目 录

第一章　成才之路和学术成就 / 1

第一节　成才之路 / 1

一、学习阶段 / 2

二、研究创新阶段 / 6

三、经验总结及传承阶段 / 11

第二节　中西医结合骨科领域的学术成就 / 12

一、中西医结合治疗骨折——小夹板材料的规范化、整复固定操作的量化研究 / 12

二、骨折复位固定器疗法 / 17

三、以移位程度为标准的骨折分类方法 / 21

第三节　在生物力学领域的贡献 / 21

一、我国骨折治疗理论的发展与创新 / 22

二、我国骨伤生物力学学科的建立 / 23

第二章　学术思想 / 25

第一节　骨折复位固定器的结构与特点 / 25

一、骨折复位固定器的基本结构 / 25
二、骨折复位固定器的材料 / 26
三、骨折复位固定器的原理和性能 / 26
四、骨折复位固定器的特点 / 28
五、骨折复位固定器疗法获得的国家专利 / 29
第二节　骨折复位固定器疗法治疗体系 / 30
一、骨折治疗三原则 / 31
二、骨折的分类方法 / 41
三、骨折的复位与固定 / 43
第三节　骨折复位固定器疗法的基础研究与理论创新 / 57
一、在骨折治疗复位固定中引入生物力学的探索 / 58
二、骨折复位固定器弹性固定准则 / 60
三、骨折愈合的应力适应性 / 63
四、关节骨折治疗中的“动静结合”
与“筋骨并重”/ 70
五、关节骨折治疗中的“筋束骨”/ 71
六、“微创骨科”的倡导 / 72

第三章　临床研究 / 75
第一节　骨折复位固定器疗法治疗上肢骨折 / 75
一、肱骨干骨折 / 75
二、尺、桡骨骨折 / 81
三、Monteggia 骨折 / 89

四、Galeazzi 骨折 / 93
五、桡骨远端骨折 / 98
第二节　骨折复位固定器疗法治疗下肢骨折 / 102
一、股骨颈骨折 / 102
二、股骨粗隆间骨折 / 113
三、股骨干骨折 / 118
四、胫腓骨骨折 / 128
五、pilon 骨折 / 145
第三节　骨折复位固定器疗法治疗肢体畸形 / 149
一、膝内、外翻畸形 / 149
二、膝骨关节炎 / 164
三、肢体短缩畸形 / 171

第四章　学术传承 / 186
第一节　研究生教育 / 187
一、孟和培养的研究生 / 187
二、研究生论文选摘 / 188
第二节　师承制教育 / 195

参考文献 / 198

第一章　成才之路和学术成就

第一节　成才之路

孟和，原名温有志，1930 年 11 月 27 日出生于辽宁省北票县（现为北票市）张宝图村，年幼多病，立志从医，1956 年以优异成绩毕业于北京第三十五中学，考入天津医科大学医疗系。1961 年，孟和从天津医科大学毕业，进入天津市立人民医院骨科工作，师从我国现代骨科奠基人方先之教授和尚天裕教授，系统学习了骨科临床知识和技能，积累了大量的骨科临床实践经验，并进行了中西医结合小夹板治疗骨折的生物力学研究。1976 年，孟和被借调到中国中医研究院任“全国中西医结合治疗骨关节损伤学习班”专职教师，并与尚天裕、冯天有等专家组建了中国中医研究院骨伤科研究所。为克服唐山大地震中骨折病人应用传统方法治疗的不便，他发明了兼具复位与固定功能的骨折复位固定器（学术界尊称为“孟氏架”），为地震伤员的救治做出了卓越的贡献。此后，孟和教授和他率领的团队在中西医结合骨科及生物力学领域不断创新，逐步创立了骨折复位固定器疗法（学术界尊称为“孟氏疗法”）的规范化治疗体系，实现了骨折复位固定器疗法的自主理论创新、技术创新与器具创新，推动了我国中西医结合骨科治疗水平的进步。孟和从一名普通学子成长为我国著名的中西医结合骨科专家，其成才之路可分为以下几个阶段。

一、学习阶段

（一）院校学习阶段

孟和自幼多病，九岁时骑马摔伤致右肘部骨折，治疗后遗留右肘关节强直，后至北票矿务局医院接受肘部外涂药水及按摩治疗，并在父亲的帮助下进行功能锻炼。右肘虽遗留内翻畸形，但关节功能基本正常。由此，孟和与中医正骨及西医骨科有了最初的接触。此后，他以优异的成绩考入了天津医科大学（图 1－1）。在大学中，孟和通过自己的勤奋努力以及良师益友的指导，收获颇丰。在校期间，孟和力排干扰，专心求学，进入学校微生物教研室进行科学研究，不断积累科研的思维方法和经验，为后来进行生物力学的研究奠定了基础。

1961 年 7 月，孟和于天津医科大学毕业，分配至天津市立人民医院（图 1－2）工作，师从方先之、尚天裕教授，白天跟随方、尚两位骨科主任查房，进行手术并请教问题，晚饭后在图书馆读书学习，每逢周二、四、六还要参加骨科医师进修班的课程，这一阶段，孟和的临床专业技能不断提高。

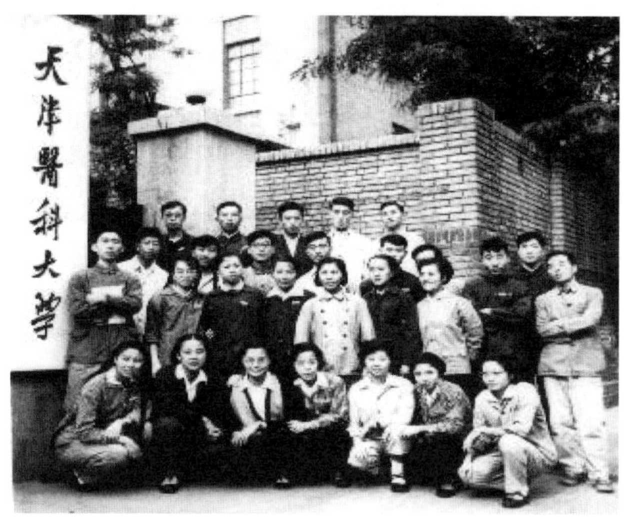

图1-1　孟和（后排左二）在天津医科大学学习

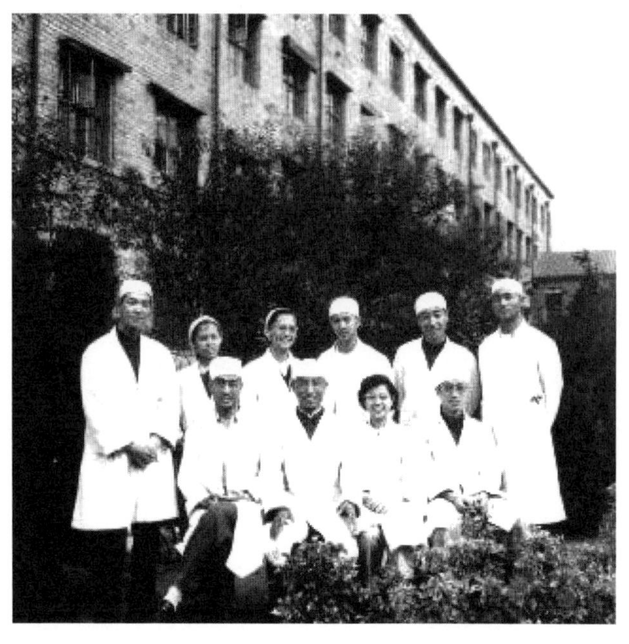

图1-2　孟和（前排左二）在天津市立人民医院任骨科住院医师

（二）“西学中”阶段

在担任临床住院医师期间，孟和得到了中西医结合骨科的创始人尚天裕、天津苏氏正骨传人苏绍三以及武术正骨专家张筱谦等骨科名医的指导，系统学习了正骨手法和传统中医外固定治疗骨折的方法，在掌握了小夹板的适应证和使用方法后，孟和很快在中西医结合骨科理论和技术上有了质的飞跃。

跟师学习期间，为了探求小夹板治疗骨折的原理，孟和开始收集资料，多方学习和实践，在尚天裕教授及天津市立人民医院党委书记马突围的大力支持下，历时 2 年的研究，最终以力学观点和方法阐释了小夹板治疗骨折的原理，这是历史上首次运用现代科技和理论手段，对中医小夹板外固定治疗骨折的原理进行科学的阐释；同时对小夹板外固定疗法进行了规范化研究，选择具有弹性、韧性、可塑性、轻便和透 X 线、透气的柳木作为小夹板的材质，并根据骨折部位的不同，规定了小夹板的外形和尺寸，并在老中医的经验基础上，规范了捆扎松紧度的量化标准，即布带在 800 g 拉力下上下活动 1 cm，客观上推动了中西医结合小夹板治疗骨折技术的推广和普及。

对于传统换药造成的伤口渗出过多和感染，外科专家张雁庭教授根据“煨脓养疮”的原理使用生肌象皮膏治疗，促进肉芽生长，使创面很快变小直至愈合，并且愈合后的瘢痕具有一定的弹性，这与西医换药具有很大的不同。因此，孟和对中医外科产生了浓厚兴趣，并向张雁庭教授学习，不断积累中医药治疗疮疡的思路，逐步掌握了运用中医思维对外科疮疡病进行辨证施治的方法，为日后与德国克莱姆教授合作研究骨髓炎奠定了基础。

（三）专业提高阶段

1969 年秋，孟和被调至天津医科大学附属第二医院任外科副主任兼骨科主任。在此期间，孟和积累了大量的骨科临床实践经验，为更加深入地研究中西医结合骨科的临床及生物力学打下了基础。其间，孟和率先完成了河北与天津地区第一例断肢再植手术、大面积烧伤后植皮手术及前臂尺桡骨骨折不愈合手术等。此后孟和不断深入研究，于 1975 年发表论文《试述中西医结合治疗前臂骨折》，首次用生物力学的观点研究骨折的整复与固定，并提出骨折愈合的过程是生物力学和解剖学的愈合过程。该学术观点一经发表，立刻得到当时卫生部和国内骨科业界的一致好评，钱信忠部长因此借调孟和至中国中医研究院，出任“全国中西医结合治疗骨关节损伤学习班”的教师（图 1－3）。次年，以冯天有、尚天裕、孟和等为核心，组建了中国中医研究院骨伤科研究所。同时，经特批，孟和全家被调入北京，解除了孟和的后顾之忧。

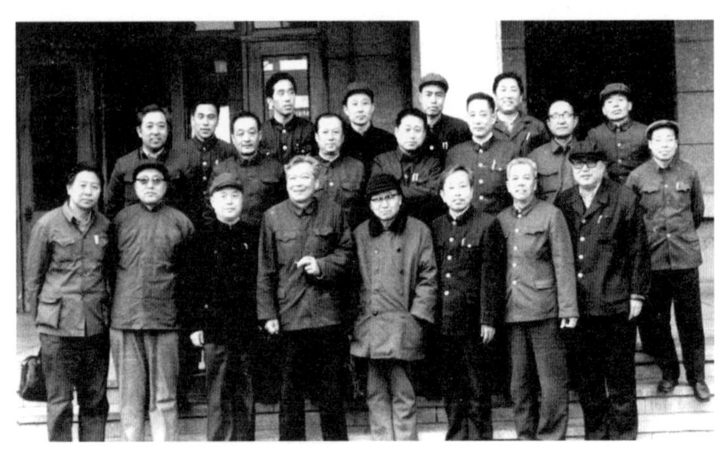

图1-3　孟和（前排右三）在“全国中西医结合治疗骨关节损伤学习班”任教师

二、研究创新阶段

（一）骨折治疗器具创新

1976年河北唐山发生里氏7.8级大地震，孟和作为当时北京医疗队的一员赶赴唐山地区救灾。当时余震不断，下肢骨折病人对重力牵引治疗非常抵触，在这种情况下，孟和想到利用机械牵引替代重力牵引纠正短缩移位，用穿针外固定防止重叠和旋转移位，用压板替代传统纸压垫纠正侧方移位，创制了兼具复位与固定功能的骨折复位固定器（又称“孟氏架”），为治疗唐山大地震中的伤员做出了卓越的贡献。

唐山大地震后，孟和于东直门医院对一名股骨干中段横行骨折的病人行骨折复位固定器治疗，病人术后6天即可下地部分负重，3个月骨折即愈合，骑自行车15 km未有不适感。该病例的成功，鼓舞了孟和及器械研发人员，孟和与中国中医研究院维修室的张弥恩、吴玉升等工程师一同对骨折复位固定器进行研发和改进（图 1－4），生产出一系列的产品，这种简、便、验、廉的治疗方法使广大骨科病人受益。此后，骨折复位固定器应用范围逐渐扩大。

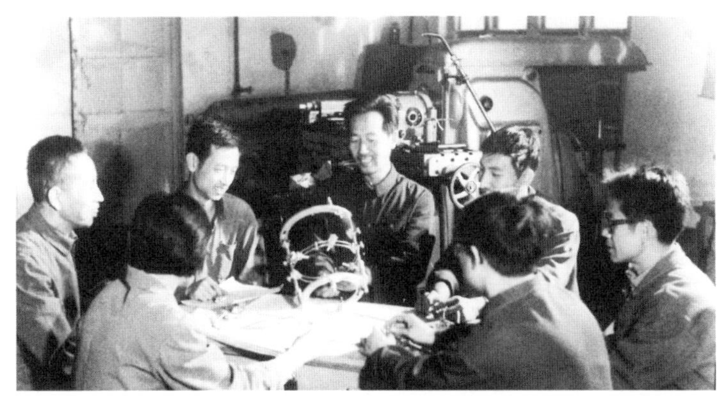

图 1－4　孟和（左一）、吴玉升（左二）研制骨折复位固定器

骨折复位固定器系列研发成功后，即广泛应用于临床，用于治疗不同类型的新鲜骨折、陈旧性骨折（延迟愈合、不愈合、畸形愈合）、肢体畸形、开放性骨折、骨髓炎。应用骨折复位固定器治疗的第一例关节内骨折病人，其病情持续时间和骨折愈合时间大为缩短，肢体恢复良好。后来孟和又应用骨折复位固定器治疗了多例胫骨平台骨折及股骨髁骨折，均得到了较为满意的疗效。应用骨折复位固定器治疗的第一例骨不连（增生型）病人，经治 4 周后即在骨折端周围长出了少量骨痂，10 周时大量板状骨痂通过骨折线，12 周时拆除外固定架，半年后随访，患肢功能得到明显改善，未遗留畸形及残疾。应用骨折复位固定器治疗骨髓炎的优势在于既能维持骨折端对位对线，又方便创面换药。后孟和对张雁庭的古方进行研究，在生肌象皮膏基础上，自制骨炎膏治疗骨髓炎。中药治疗骨髓炎的特点是创面形成的瘢痕质地柔软，粘连较轻，愈合快，再次感染的可能性较小，尤其适合关节附近部位换药。第一例应用该疗法治疗的胫骨骨髓炎病人，一期清创后，采用骨折复位固定器固定骨折的远近端，恢复胫骨解剖形态后，予骨炎膏覆盖创面。经过不断地换药，1 个月后，创面明显减小，10 周左右基本愈合，骨折端也逐渐愈合。

（二）骨折治疗理论创新

孟和长期致力于临床和科研工作，对骨与关节疾病的生物力学进行了深入的基础研究，提出了“骨折弹性固定准则”和“骨折治疗的三原则、四结合”，发明了集复位和固定于一体的骨折复位固定器。其治疗的领域不仅仅是肢体骨折，还涉及骨折延迟愈合、不愈合及矫形、骨病等骨科领域。1984 年他组织成立了“全国骨伤科外固定学会”，并依托学会举办了 23 期“骨折复位固定器疗法和生物力学培训班”，培养了 1100 余名骨科外固定的骨干，推广骨折复位固定器疗法，使得该疗法在临床上得到了进一步的推广。1986 年，孟和与黄克勤主编的《骨科复位固定器疗法》一书正式出版，该书首次提出了“骨折复位固定器疗法”这一名词，并详细论述了该疗法的完整内容，标志着骨折复位固定器疗法成形，并具有一定的规模和影响力。此后不久，北京科学教育电影制片厂制作了宣传片《中国骨折复位固定器疗法》，介绍了骨折复位固定器疗法的原理、方法、适应证及其疗效，使民众普遍了解到此疗法的优越性，进一步扩大了影响力。此片后来经过翻译，在第十三届 Hoffmann 外固定会议上进行放映，使得该疗法得以向世界推广。1987 年，德国默克公司“骨水泥庆大霉素链珠”的发明者、德国著名骨科专家克莱姆教授与孟和签订协议，共同研究中西药物治疗骨髓炎，并资助 30 万马克作为研究经费，支持孟和继续深入研究。

1988 年，张安桢、武春发主编的大学骨伤系教材《中医骨伤科学》正式将骨折复位固定器编入书中。1989 年，孟和教授与顾志华教授联合发表了论文《骨折治疗的生物力学研究——弹性固定准则》，首次提出了骨折治疗的弹性固定原理和要求。1991 年，孟和、顾志华主编了高等中医药院校教材《骨伤科生物力学》（图 1－5）。1992 年，卫生部将骨折复位固定器疗法作为基层适宜技术向全国推广。1993 年，国家科学技术委员会组团赴美国匹兹堡参加第九届国际发明展（图 1－6），该技术获 INPEX 金奖。

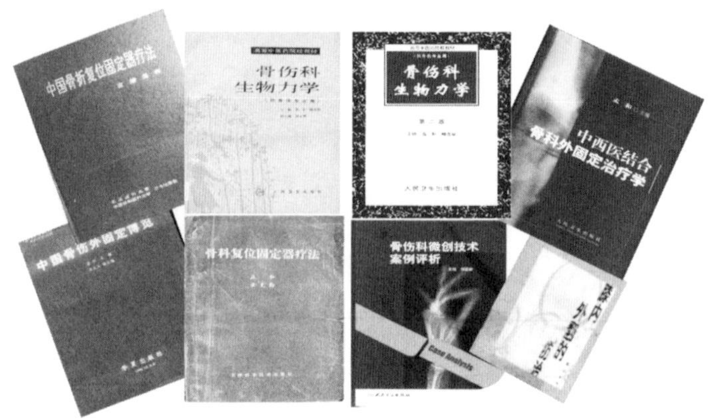

图 1-5　孟和的部分著作

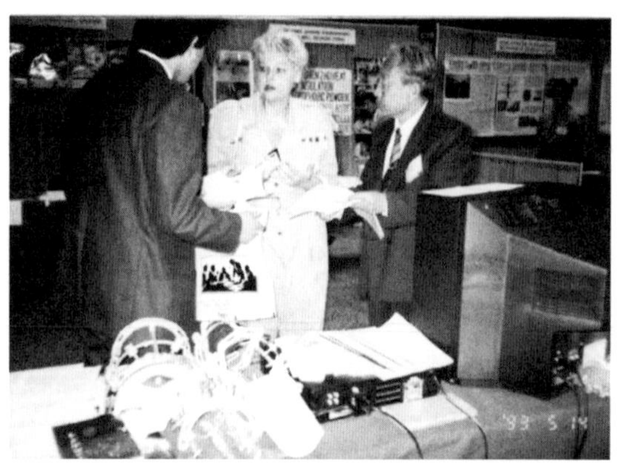

图 1-6　1993 年孟和参加美国匹兹堡第九届国际发明展（INPEX）

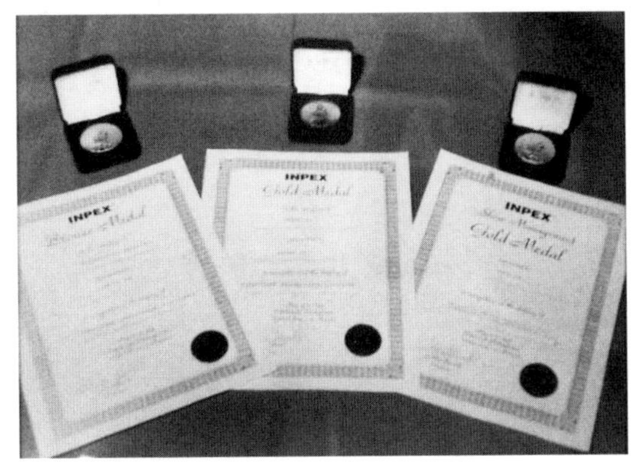

图 1－7　INPEX 奖章及证书

三、经验总结及传承阶段

孟和任教期间，培养了 1 名博士后、1 名博士研究生、6 名硕士研究生，其得意门生张兴平研究成果丰富，继承并发扬了孟和的学术思想。自 2004 年 6 月始，孟和退而不休，多点执业传播微创理念，传播骨伤微创新理念、新疗法，多方协调组建微创学会，广纳英才，培养了一大批活跃在骨科一线的名医大师，通过师承制方式先后接收培养 5 批共 43 名高徒。他们将孟和的理念、器械与疗法和自身的医疗实践相结合，使科研和治疗“无缝对接”，壮大了泉州、海城、磐石、兴和等地的一批特色骨伤医院和骨伤特色科室，造福了全国各地的骨伤科病人。2011 年，孟和牵头组建了中国中西医结合学会骨科微创专业委员会并任名誉主任委员。专业委员会提出了“微创，人文，绿色，协作，共赢”的口号，将孟和所提出并倡导的中西医结合微创骨科推向全国乃至全世界。

（王德龙）

第二节　中西医结合骨科领域的学术成就

自20世纪50年代“西学中”运动开展以来，一大批中西医结合疗法涌现了出来。孟和在方先之、尚天裕的指导下，对中西医结合骨科的代表性治疗器具“小夹板”的材料进行了规范，并对整复固定的操作进行了量化研究。孟和将力学原理引入临床骨科研究当中，继承了小夹板疗法的手法复位和用纸压垫增强固定效果的特点，创新性地通过机械牵引方法解决了小夹板缺乏纵向牵引力的问题，发明了骨折复位固定器及疗法，实现了器具和疗法的创新；以骨折复位固定器疗法为基础，在诊断上提出了以骨折移位程度为标准的骨折分类方法，并建立了骨折愈合的生物力学标准以指导骨折复位固定器的临床使用，实现了骨折愈合的量化、标准化。

一、中西医结合治疗骨折——小夹板材料的规范化、整复固定操作的量化研究

我国是使用外固定治疗骨折较早的国家之一。早在春秋战国时期的《五十二病方》中就载有“伤者……以陈缊浸渍傅

之”。公元4世纪，葛洪在他的《肘后备急方》中首次推荐用竹板固定治疗骨折，从而开启了中医骨科用小夹板外固定治疗骨折的历史。

通过不断地发展，明清时期骨折的复位和固定技术已经很成熟。在理论上，对外固定治疗骨折有了新的认识，认为小夹板不仅能维持骨折复位的结果，还有辅助复位的作用。《医宗金鉴·正骨心法要旨》指出：“……制器以正之，用辅手法之所不逮，以冀分者复合，欹者复正，高者就其平，陷者升其位。”

新中国成立以后，小夹板局部外固定治疗骨折的方法开始进入一些中心城市的大医院。随着现代科学技术的应用，学者们在手法及小夹板的具体使用方面进行了深入的研究。

1958年，全国医药卫生战线“西学中”运动时期，天津市立人民医院骨科医生在著名骨科专家方先之教授的带领下向京津冀地区的老中医学习正骨经验，在《医宗金鉴》“摸、接、端、提、按、摩、推、拿”正骨老八法的基础上，结合解剖学、影像学的知识，提出了“手摸心会、拔伸牵引、旋转屈伸、提按端挤、摇摆触碰、挤捏分骨、折顶回旋、推拿按摩”正骨新八法，对骨折整复操作进行了规范化，提高了骨折整复的效果。后又经过总结，演绎为“正骨十法”，即“手摸心会、拔伸牵引、旋转回绕、屈伸收展、成角折顶、端提挤按、夹挤分骨、摇摆触碰、对扣捏合、按摩推拿”。

当时，小夹板常就地取材，因地制宜，各种材料特性不同，各具优缺点。天津市立人民医院采用张筱谦的柳木夹板、苏绍三的纸压垫作为治疗骨折的外固定材料。1963 年，孟和发表了《局部柳木夹板外固定治疗骨干骨折的力学研究》一文，在 3000 余例临床资料的基础上，通过运用力学的研究方法，进行了柳木夹板弹性的测定，布带的约束力与纸压垫防止或矫正畸形的效应力强度值的测定，伤肢不同周径和固定不同时期约束力强度值的观察等，并以上述力学研究和临床资料为基础，探讨了局部柳木夹板外固定的作用机制（图 1－8）。

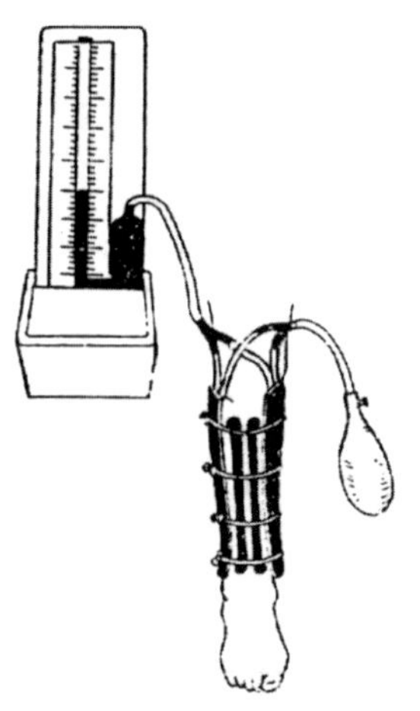

图 1－8　局部柳木夹板外固定治疗骨干骨折的力学研究

通过对柳木夹板加载－变形曲线的研究，提出对外固定器械材料的要求，即有一定的弹性和韧性，在固定所需约束力的范围内，不致使木板形变过大，因而在使用时能发挥其固定作用。同时，对“约束力”和“效应力”两个名词给出了明确的定义。约束力（固定力）：布带对木板的约束力，也可看作木板对肢体所施之固定力。防止或矫正畸形的效应力（简称效应力）：为防止或矫正成角畸形和侧方移位倾向所施之力，也可以看作纸压垫对肢体某些特定部位的作用力。

通过在小夹板下设置气囊并使用气压计进行压力测定的方法，对小夹板外固定治疗四肢骨折的效应力进行测定，明确将老中医的固定经验定量为 800 g 拉力下布带上下活动 1 cm，并阐明了这一固定标准下四肢各部位矫正畸形的效应力大小，即前臂为 26～36 mmHg，上臂为 34～44 mmHg，小腿为 38～48 mmHg，大腿为 46～60 mmHg，为手法复位与小夹板外固定治疗骨折在全国范围内的推广奠定了理论基础。

通过对伤肢不同周径和固定不同时期约束力强度值的测定，阐明了治疗的不同阶段里约束力的变化规律：早期（12～96 小时）伤肢肿胀，约束力急剧升高；中期（4～5 天）伤肢消肿，约束力逐渐下降；晚期（固定 2 周后），肿胀消退，肢体周径不再变化，约束力很少发生改变。根据固定的需要，提出应当在固定术后加强管理，随时按需调整布带的约束力，使效应力维持在比较恒定的范围内。

局部外固定是根据肢体动力学的原理，通过布带对木板的约束力、纸压垫对骨折端防止或矫正成角畸形和侧方移位的效应力，以及肌肉收缩活动时的内在动力，使肢体内部动力因骨折所致的不平衡得到恢复。局部外固定是一种动力平衡，是一种积极的、能动的固定。

骨折在整复固定后再移位，受两种肢体内在力的影响：①骨折远侧段肢体重力；②抵止于骨折上下段的肌肉牵拉力。由于骨折部位、骨折类型、骨折部软组织损伤的程度不同，再移位的方向和移位倾向力也各有不同，因此，固定方法随之而异，但均须遵循以下原理：①应用大小相等、方向相反的外固定力，来抵消骨折端的移位倾向力；②以外固定装置的杠杆来对应肢体内部的杠杆；③通过外固定装置，把肌肉收缩活动导致骨折移位的消极因素变成维持固定、矫正残余畸形的积极作用，使因骨折而造成的肢体内部动力由不平衡恢复到平衡。

根据上述骨折再移位的原因，以及整复、固定的原理，孟和将局部外固定的特点和优势归纳为以下几点。

（1）不固定关节：肌肉一般跨越1～2个关节，因此要发挥肌肉的维持固定作用，骨折部位的上下关节不能固定。必要时可行超关节固定，控制能引起骨折移位的某一方向的关节的活动。

（2）控制扭转：扭转对于骨折愈合的危害最大。有旋转肌群的前臂应固定于中立位，利用分骨垫及掌背侧木板加压固定，可有效地控制前臂的旋转活动。

（3）防止成角：成角的发生是因两块肌肉的拉力不平衡。应用纸压垫和夹板的三点挤压杠杆作用，即可有效防止或矫正成角畸形。

（4）对向挤压、紧密接触：除非有软组织夹入骨折端之间，否则骨干骨折很少发生分离。当关节伸屈活动、肌肉张力增强时，沿着骨干纵轴所发生的对向挤压作用，很容易使轻度分离得到矫正。

（5）局部外固定：病人乐于接受，容易取得病人的配合。在医师指导下发挥病人的主观能动性，采取“动静结合”的治疗方法，进行适合骨折的练功术式，才能充分发挥肌肉协调活动对骨折的维持固定作用。

二、骨折复位固定器疗法

1963年，孟和与天津市立人民医院骨科的郭巨灵一同发表了《膝关节加压固定压力测定实验》一文。文中采用力学的方法，测试了膝关节固定术所采用的各种关节夹以及不同直径骨圆针的加压作用，研究压力大小与切骨面愈合速度的关系（图1－9）。研究表明，若产生同样的形变，两端固定的梁（固端梁）所需压力是两端松弛的梁（简支梁）所需压力的3倍以上，即两端固定的梁，其抗形变能力要远高于两端松弛的梁。

1976年，唐山发生大地震后大批病人急需转运和治疗。切开复位内固定所需的器械、人员和环境条件都不具备，而闭合复位、重力牵引、小夹板外固定虽然可以实施，但病人被限制在牵引床上，无法有效转运。孟和考虑以机械牵引代替重力

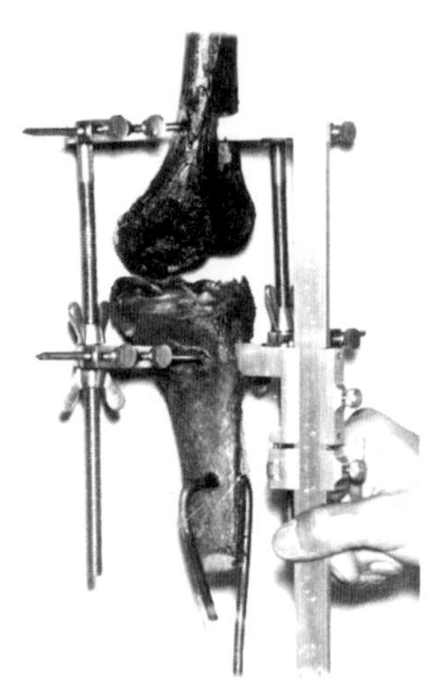

图1-9　膝关节加压固定压力测定

牵引，将短缩的肢体恢复到原长，而后通过各种复位手法纠正成角、旋转、侧方等移位，并通过外固定器的机械系统保持此时的复位状态，通过等长牵引缓慢达到患肢肌肉的等张状态。这样就将病人从牵引床上解放出来，满足了病人的离床需求，方便了搬运和转移。在随后的临床实践中发现，这种外固定装置不仅能解决骨折的固定问题，还能同时解决骨折的复位问题，因此，将这种融复位和固定功能于一体的外固定装置命名为骨折复位固定器。

骨折复位固定器是在手法复位联合小夹板外固定的基础上发展起来的，它继承了小夹板疗法的手法复位和用纸压垫增强固定效果的特点，通过在肢体局部使用压板，达到纠正成角畸形的目的。此外，创新性地通过机械牵引的方法，解决了小夹板缺乏纵向牵引力的问题，解决了骨折的重叠移位。相对于重力牵引，局部的机械牵引具有轻巧、调整方便、不容易发生过牵的优点。骨折复位固定器远、近端上开有弧形的沟槽，锁针器可以在沟槽中滑动，并能锁定在槽内的任意位置，通过调整远、近端骨针之间的夹角，可以纠正骨折的旋转移位。

在骨折整复方法的基础上，孟和提倡手法与器械结合，先用手法大体纠正骨折移位，而后应用骨折复位固定器纠正重叠移位和旋转移位，再用手法纠正侧方移位以及其他残余的移位，最后应用骨折复位固定器及压板保持骨折复位的位置，总结起来就是“手法—器械—再手法—再器械”的复位过程。

骨折复位固定器已应用于临床 30 余年，有学者对 6 家医院应用骨折复位固定器疗法且资料完整的 1432 例病例（4～94 岁）进行了回顾性分析研究。应用骨折复位固定器疗法治疗的病人中，骨折病人共有 1276 例（占 89.11%），肢体畸形病人 84 例（占 5.87%），骨髓炎、骨折延迟愈合和不愈合的病人 72 例（占 5.03%）。结果表明骨折复位固定器疗法不仅可应用于骨折的治疗，还可应用于肢体畸形、骨髓炎、骨折延迟愈合或不愈合等骨科疑难病。1432 例病人中，好转与治愈的病人共有 1418 例（占 99.02%），显示了骨折复位固定器疗法的临床疗效良好，疗效确切。1432 例病人中需进行输血治疗的病例仅有 38 例（占 2.65%），显示骨折复位固定器疗法出血少、创伤小，属于微创手术的范畴。术后发生并发症的病例共有 13 例（占 0.91%），其中针道感染 9 例（占 0.63%），骨折不愈合1例，腓总神经损伤1例，骨筋膜室综合征1例，其他1例，表明骨折复位固定器疗法的并发症发生率低，临床应用安全、可靠。据文献报道，外固定器治疗四肢骨折，并发症发生率为4.2%~65.4%。手术内固定治疗的并发症发生率为0.3%~75%。

该组病例应用骨折复位固定器疗法最多的部位为小腿，共有877例（占61.24%）。胫腓骨骨折是常见的骨折类型之一，约占全身骨折的13.7%。据国内文献报道，骨折复位固定器治疗新鲜不稳定型胫腓骨骨折病人1033例，卧床时间平均8.3天，骨折临床愈合时间平均54天，经随访功能评定为优者占74.4%，良者占21.1%；骨折复位固定器治疗小腿创伤性骨折195例，优良率达90%。国外文献报道，内固定平均愈合时间为3.7~8个月。

经过系统的临床病例研究，学者们总结了骨折复位固定器疗法的特点：①适用于4岁以上各个年龄段的病人；②尤其适用于小腿骨折的病人；③治疗的有效率高，死亡率低；④适用于开放性骨折、肢体畸形、骨髓炎、骨折延迟愈合或不愈合、畸形愈合等；⑤术中出血量少，术后并发症发生率低。

骨折复位固定器不仅是骨科器械的创新，更是骨科疗法的创新。对于严重的膝内、外翻，孟和教授创立了胫骨上端倒U形截骨术式，使得下肢负重力线纠正的角度可以连续调整，且截骨的接触面积大，截骨端的稳定性好。截骨后将剥离的骨膜缝合，最大限度地保留截骨端的血运，保留截骨端的原始血肿，促进截骨面愈合。在胫骨的远、近端各穿一枚直径 3 mm 左右的克氏针，对骨组织的损伤相比钢板内固定术要小得多，并且在截骨线处不存留异物。

三、以移位程度为标准的骨折分类方法

骨折复位固定器疗法经过多年基础研究、临床实践，逐渐形成了完整的理论体系。孟和教授从诊断上提出了以骨折移位程度为标准的骨折分类方法，并建立了骨折愈合的生物力学标准以指导骨折复位固定器的临床使用，实现了骨折愈合的量化、标准化。

对骨折进行分类，是决定治疗方法、掌握其发展变化规律的重要环节，便于诊断和分类治疗。根据骨折复位固定器的特点与适应证，以骨折移位程度为标准，孟和教授将骨折分为骨干骨折、关节附近与关节内骨折两大类，每类骨折又分为四个亚型，并以此分类方法直接指导骨折复位固定器的临床使用。

（张兴平）

第三节　在生物力学领域的贡献

20 世纪 60 年代，我国生物力学学科尚未建立之时，孟和

在国内首创用力学原理研究膝关节加压固定力。在随后的临床工作中，他创新性地建立了骨折复位固定器疗法体系。20 世纪 80 年代，在坚强固定理念占主导地位之时，孟和与河北省科学院顾志华教授合作，首次提出骨折弹性固定准则，完善了骨折治疗的理论体系，也为骨折的固定提供了一种新的思路。

一、我国骨折治疗理论的发展与创新

孟和教授与河北省科学院顾志华教授合作，在理论上首次提出**骨折弹性固定准则**，促进了现代骨折治疗水平的提高。

1. 固定稳定

良好的固定既具有几何上的稳定性，能够保持骨折复位的效果，又较少干扰骨折处的力学状态。

2. 非功能替代

活体骨重建过程的机制是：骨的总体结构不断适应其载荷环境的变化。骨折后的修复过程，必须考虑活体骨的性质，以保证修复后的骨组织满足或接近正常生理功能。

3. 断端生理应力

骨折断端的生理性应力刺激能促进骨折愈合，可加速骨折愈合并提高愈合质量。

二、我国骨伤生物力学学科的建立

1. 国内首先开展骨科生物力学研究

1963年，孟和作为主要完成人发表《膝关节加压固定压力测定实验》和《局部柳木夹板外固定治疗骨干骨折的力学研究》两篇骨伤力学研究论文，首创以力学的观点来研究骨伤科的复位与固定问题。

2. 创建国内首个骨伤生物力学实验室

1978年，孟和参加了生物力学学科的创始人冯元桢（美籍华人）在武汉举办的生物力学学习班。1985年创建了中国第一个骨伤生物力学实验室——中国中医研究院骨伤科研究所生物力学实验室，并于1999年通过国家中医药管理局组织的评审验收，成为中医药行业的第一批三级实验室。该实验室自成立以来，先后培养博士后1名，博士研究生12名，硕士研究生20名。

3. 引领骨科的生物力学研究

生物力学实验室成立以来，孟和先后开展了骨折复位固定器的弹性固定效应、骨折愈合的应力适应性、膝骨关节炎的发病机理、关节骨折治疗中的“动静结合”与“筋骨并重”、关节骨折治疗中的“筋束骨”等方向的研究，取得了一系列成果并获得了多项科技成果奖励。

1982年，孟和与河北省科学院顾志华教授合作研究骨折弹性固定准则，获河北省科技进步奖二等奖。

1987 年，孟和与河北省科学院顾志华研究员等人合作提出骨折复位固定器效应分析，获中国中医研究院科技进步奖二等奖。

1991 年，孟和与河北省科学院顾志华研究员等人合作编著了高等中医药院校教材《骨伤科生物力学》，供骨伤系学生使用。

孟和同李起鸿、苏玉新、顾志华等在河南焦作创办全国骨伤科外固定学会，举办了 10 余次全国性骨伤科外固定的学术交流活动，推动了我国骨伤科外固定学术发展与技术进步；随后与全国有关专家一道举办了 23 期的“骨折复位固定器疗法和生物力学培训班”，为全国培养 1100 多名骨伤科技术骨干。

（钟红刚）

第二章　学术思想

第一节　骨折复位固定器的结构与特点

骨折复位固定器经历了40余年的基础研究和临床实践，现已发展出系列产品，包括胫腓骨、股骨、尺桡骨、肱骨骨折复位固定器及胫腓骨延长器等，适用于上臂、前臂、小腿、大腿、肩、肘、腕、髋、膝、踝等各部位骨折、骨病以及下肢延长。

一、骨折复位固定器的基本结构

骨折复位固定器系列器械（图2－1）主要由远端半环、近端半环、支撑杆、调节螺母、锁针器、压板导轨及弧（蝶）形压板等部件构成。半环形托板上开有滑槽，用于调节锁针器的固定位置，纠正骨折的旋转移位。每个锁针器上开有3个锁针孔，将针锁于不同的锁针孔内，可以调整骨折端的成角畸形。通过支撑杆上的螺纹与调节螺母配合，可以调节远、近端半环之间的距离，纠正骨折的重叠或分离移位。压板导轨挂于两根支撑杆之间，导轨上装有弧（蝶）形压板，调节压板位置，可以纠正骨折的侧方移位。经上述操作，可以满足对骨折端的旋转、重叠、分离及侧方移位等的纠正和固定的需求。

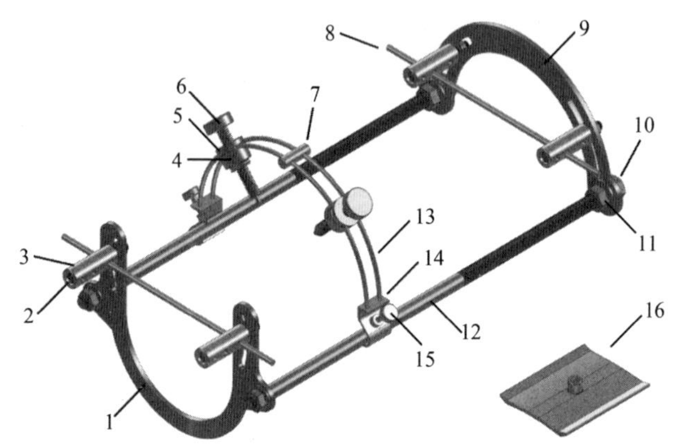

图 2－1　骨折复位固定器基本结构

1—远端半环　2—锁针器芯　3—锁针器外壳　4—压板锁定螺母
5—压板定位螺母　6—压板定位螺栓　7—导轨小柱　8—克氏针　9—近端半环
10—调节螺母　11—锁定螺母　12—支撑杆　13—压板导轨　14—挂钩
15—挂钩锁定螺钉　16—弧形压板

二、骨折复位固定器的材料

近端半环、远端半环、支撑杆、挂钩锁定螺钉、导轨小柱、锁针器外壳、压板定位螺母、压板锁定螺母等均使用铝合金 LY-11 材料制造；压板导轨、挂钩、调节螺母、锁针器芯等均使用不锈钢 1Cr18Ni9Ti 材料制造；弧（蝶）形压板使用 ABS 塑料制造。所用材料均牢固、稳定、轻巧。

三、骨折复位固定器的原理和性能

骨折复位固定器各部件都是相对独立的自锁结构，调整灵活，采用可调式螺旋结构，旋转调节螺母即可在支撑杆上推动远、近端半环相互远离、接近；在外力撤销后，支撑杆本身的机械强度及螺纹的闭锁作用，可达到牵引、复位、固定的效能。将骨折复位固定器安装到肢体上时，克氏针穿过肢体两个端点，使其成为两个力的作用点，支撑杆、克氏针、肢体共同组成了一个独立的几何不变体系（注：几何不变体系即在不考虑体系材料应变的前提下，保持其几何形状和位置不变，而不发生刚体运动的体系）。当旋转调节螺母时，产生的外力即转化为调节螺母的推顶力，并通过半环、锁针器、克氏针传递到肢体的两端，成为牵引肢体的牵引力，当施加足够大的外力，支撑杆的推顶力大于骨折肢体肌肉收缩力时，骨折两端就发生相对运动而达到牵引目的。如撤销外力，支撑杆的推顶力亦随之消失，肢体的内力又反作用于支撑杆，使支撑杆受到一个压力，由于支撑杆本身的机械强度和螺纹的闭锁作用，支撑杆会产生一个反作用力，使支撑杆与肢体上的力系相对平衡，骨折的远、近两端便停止了相对运动，表现为相对静止，即达到骨折固定的目的（图2－2）。

（1）成角畸形、侧方移位的纠正。根据小夹板治疗骨折三点、两点、一点挤压的原理，应用骨折复位固定器压板定位组件及弧（蝶）形压板的作用，可进行多向挤压固定，从而有效地矫正骨折的各种成角畸形、侧方移位。弧（蝶）形压板可代替前臂骨折的固定分骨垫。

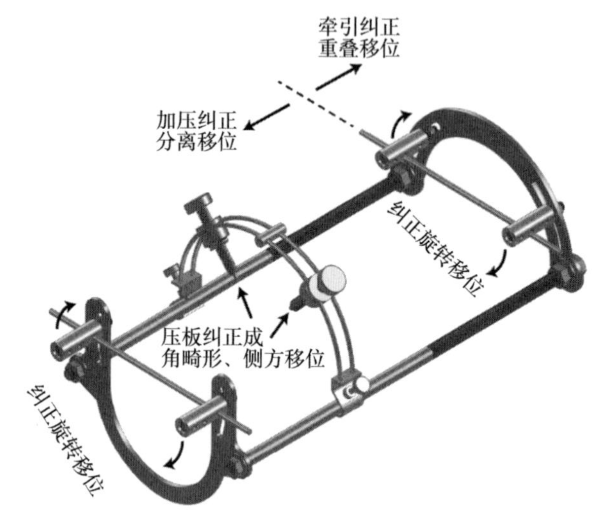

图 2－2　骨折复位固定器复位原理

（2）重叠、短缩畸形的纠正。支撑杆、克氏针、肢体组成了一个独立的统一整体，克氏针将支撑杆的顶推力传递于肢体，通过牵引克服骨折端的重叠、短缩畸形。

（3）分离移位的纠正。使用骨折复位固定器整复后，通过调整支撑杆上的调节螺母，采取加压措施，使骨折端紧密衔接，加强复位固定后的稳定性，即可克服分离移位，防止不愈合或延迟愈合的发生。

（4）旋转移位的纠正。贯穿骨折远、近端骨骼的两枚克氏针分别在远、近端半环的滑槽内滑动时，两针之间可以形成一个夹角，沿滑槽调整两枚克氏针的夹角，即可纠正各种旋转移位。

四、骨折复位固定器的特点

骨折复位固定器体积小、重量轻，拆卸组装简便，结构精巧合理，各部件既可独立自调自锁，又能互相灵活配合，功能多样，操作便捷，复位轻巧，固定可靠，易于携带，在骨折复位的同时，又能达到固定的目的，戴此固定器可进行必要的移动，同时满足特殊灾害情况下的骨折治疗需要。

骨折复位固定器疗法用针少、针径细，穿针远离骨折端，针道通过软组织少，组织渗液少，故感染率低；针道通过骨截面中心，固定力分布均匀，呈固定梁结构，增加固定的稳定性，给骨愈合创造了有利条件，故骨折愈合快，并发症少。

五、骨折复位固定器疗法获得的国家专利

骨折复位固定器及相关器具共获得中华人民共和国实用新型专利 8 项。

（1）带移动式锁针器及压板的骨折复位固定器（专利号：ZL 92 2 27163. 1），发明人：孟和、吴玉升、王恩顺，实用新型专利，1992 年 7 月。

（2）带测力锁针器的复位固定器（专利号：ZL 97 2 02072. 1），发明人：孟和、张兴平、钟红刚，实用新型专利，1997 年 3 月。

（3）带多轴同步调节装置的骨折复位固定器（专利号：ZL 2011 2 0139734. X），发明人：孟和、吴玉升，实用新型专利，2011 年 5 月。

（4）骨外固定器和骨外固定器组件（专利号：ZL 2011 2

0303031.6)，发明人：孟和、李洪德，实用新型专利，2011年8月。

（5）骨外固定器和骨外固定器组件（专利号：ZL 2012 2 0228036.1)，发明人：孟和、李洪德，实用新型专利，2012年5月。

（6）锁针器和固定组件（专利号：ZL 2012 2 0228021.5)，发明人：孟和、李洪德，实用新型专利，2012年5月。

（7）髓内针（专利号：ZL 2012 2 0227216.8)，发明人：孟和、李洪德，实用新型专利，2012年5月。

（8）髓内针（专利号：ZL 2012 2 0223809.7)，发明人：孟和、李洪德，实用新型专利，2012年5月。

（王德龙）

第二节　骨折复位固定器疗法治疗体系

骨折复位固定器疗法在40余年的临床应用过程中，在治疗方法上提出了有别于传统中医和西医的临床治疗三原则：①无（少）损伤的正确复位（有限手术原则)；②无（少）损伤的弹性立体固定（弹性固定准则)；③早期无痛的生理性活动（动静结合原则)。

在治疗上主张治疗方法的四结合：①复位方面，手法与器械结合；②固定方面，穿针（内）与压板（外）结合；③活动方面，主动（自身）与被动（按摩）结合；④用药方面，内服与外敷结合。

一、骨折治疗三原则

（一）有限手术原则

骨科医师所追求的目标是恢复病人运动系统的功能，且恢复得越完全、越快越好。为达到这一目标，在操作中应尽可能减少对组织的损伤，保护病损部位的血液循环，以利于骨与其他组织的修复；在对位时要尽可能恢复解剖学形态，在固定时要尽可能选择固定稳妥、易于调节、不必二次手术取出固定物的固定方式，以利于保持伤病肢体的功能及缩短恢复的时间。在选择治疗方法时，应从病情、伤情的实际出发：能用手法治疗者不用穿针；能用穿针治疗者不用切开手术；能用较小手术治疗者不用大型手术；若非大型手术不能奏效时，则应果断采用措施。这个原则称为骨科“有限手术原则”。

骨折复位固定器疗法在大量临床实践与生物力学研究的过程中，总结出无（少）损伤正确复位、非（少）侵入弹性固定、使外固定装置与损伤部位形成几何不变体系的治则。对骨干部位骨折的治疗，在骨折远、近端经皮各穿入一枚骨圆针，外与骨折复位固定器相连，通过支撑杆的牵引与加压，纠正骨折端的重叠与分离，调整两针的水平夹角，纠正骨折端的旋转移位；调整两针的垂直夹角，纠正骨折端的内外侧移位；通过压板的作用，矫正骨折端的侧方移位和成角畸形。采用这种固定方式，骨折端没有受到干扰，保持了原有的血液循环，又因用针少、针径较细，是三维弹性固定，使骨折端受到生理应力刺激，大大提高了骨折愈合质量，缩短了骨折的愈合时间，是骨科有限手术原则的具体体现。

在这种三维弹性立体固定方式的基础上，在治疗肢体畸形和骨病的病人时，骨折复位固定器疗法采用了圆弧形截骨方式，既有利于截骨端的调整，使接触面积加大、稳定性增强，又大大减小了手术切口；由于固定牢固且可以局部加压与牵引，术后即可活动上下关节，保持了关节的功能，增加了生物应力的刺激，使截骨端的愈合质量提高、速度加快。因此，骨折复位固定器疗法减少了手术创伤，缩短了疗程，减轻了病人的痛苦，减轻了病人的经济负担。

骨折复位固定器疗法是一种原创的微创疗法，将微创之“微”重新定义，提出微创不应只重视手术入路的微小，应当将注意力聚焦于治疗的对象——骨组织，对骨组织及软组织的损伤均微小才是生物学意义上的微创，才是微创疗法的终极目标。

（二）弹性固定准则

在总结各种疗法优缺点并在大量临床研究和部分动物实验

研究的基础上，从生物力学观点出发，根据骨生物力学基本原理，孟和提出了骨折治疗中应遵守的一些基本规律，即弹性固定准则。它是衡量骨折治疗是否符合骨愈合规律的标准，也是衡量骨折医疗器械优劣、设计或改进骨折医疗器械的依据，该准则包含以下三项内容。

1. 固定稳定

“固定”是指复位后的骨折端保持自身的几何位置相对不变。固定是否稳定多数情况下可用几何构造分析方法判定。好的医疗器械应该是既使骨折端与器械构成几何不变体系，又与之无或较少有多余的联系。多余的联系虽然可增强固定的稳定性，但往往带来如结构复杂、造价高昂、技术条件要求高、维修困难、损伤组织多，甚至有功能替代等缺陷。

固定既要保持复位后的骨折位置，又要为功能活动创造条件。有效的固定是进行功能活动的基础，而功能活动又是骨折治疗的条件和目的。若固定不稳，不仅无法发挥功能活动在骨折治疗中的促进作用，还会导致骨折再移位，使骨折畸形愈合、延迟愈合，甚至不愈合。在骨折治疗过程中，固定与功能活动都应得到足够重视。

对固定的要求包括：①器械与骨折远、近端构成几何不变体系；②功能活动时，断端局部的应力分布接近生理状态。

2. 非功能替代

活体骨不断进行着生长、加强和再吸收的过程，这个过程可称为骨组织的重建。活体骨重建过程的机制是骨的总体结构不断适应其载荷环境的变化。

应力能调整骨的生长及吸收，一块低应力骨可变得脆弱，而一块超应力骨同样也可变得脆弱，对骨重建来说存在着一个最佳应力范围。骨折后的修复过程，必须考虑活体骨的上述性质，以保证修复后的骨组织达到或接近正常生理功能。

3. 断端生理应力

骨的生长发育和再吸收与所受应力的大小直接相关。骨折端合适的应力刺激能促进骨折愈合。

骨折的修复过程，即恢复正常功能的速度和质量，与骨折端所受应力水平有关。我们把可加速骨折愈合速度、提高愈合质量的断面应力值称为生理应力。生理应力是个区间值，且存在最优值。

生理应力分为恒定生理应力和间断性生理应力两种。恒定生理应力是由外加载荷产生的，它可增加断面间的摩擦力，增强固定的稳定性，缩短新生骨细胞的爬行距离；间断性生理应力则多是由功能锻炼、肌肉“内在动力”产生的，一般并非周期性的，它可促进局部血液循环，激发骨折断面新生骨细胞增殖。生理应力的这种分类既是依据客观存在而定的，也是研究和临床所需要的。一般所谓生理应力系指上述两者叠加。尤其是间断性生理应力，对加速断面愈合、提高愈合质量有益。

在不同治疗阶段，生理应力的概念也有不同。临床初期，主要表现为断面纵向压应力；中、后期表现为拉、压、剪力，不同的生理应力对骨折端的修复和改造都是有益的。这与骨的功能适应性即骨的结构与功能相关，骨的结构正反映了它的生物力学功能特性。

以上提出的在骨折治疗中应遵守的三条基本原则，之所以被称为弹性固定准则，是因为弹性固定是必要条件。

（三）动静结合原则

功能锻炼即功能性活动，骨折部位、整复与固定效果及方法的不同，对功能锻炼的要求也有所不同。功能锻炼可分为主动活动和被动活动两种。骨折复位固定器疗法则倾向于以主动活动为主、以被动活动为辅的功能锻炼方式。

1. 骨折治疗中的动静结合

骨折治疗的最终目的是恢复患肢的功能，实现这一目的需要“静”，只有整复固定好才能使骨折愈合，而绝对的“静”又不利于有效的愈合和功能恢复，这就需要“动”。理想的治疗方法，应是既能保证断骨愈合所需要的“静”，又能使断端产生有利于愈合和功能恢复的“动”的方法。只固定骨折局部，而不固定骨折部的上下关节，既可以保持整复后的骨折位置，限制骨折端的活动，尤其是有效地控制对骨折愈合不利的活动，又能让肢体和肌肉进行必要的生理活动，使肌肉收缩所产生的内在动力传达到骨折端，产生轴向生理应力，促进骨折愈合。

在骨折治疗中维持复位后的固定至关重要，但强调绝对稳定的固定无疑是一种过于简单的观点。现代生物力学的观点表明，骨折端在生理范围内的活动会加快桥梁骨痂的发育和愈合速度，对骨重建有利。

（1）动的意义。运动是绝对的，静止是相对的；绝对运动中包含着相对静止，静止也不是绝对不动，而是运动的特殊状态。

全身的动，其意义可以从身、心两方面来看。全身适当地动，一方面可以促进人体物质代谢，“去瘀生新”，使组织修复有充足的营养，从而缩短疗程；另一方面可以使病人精神状态好转，恐惧、压抑心理逐渐减轻，使睡眠、饮食消化与吸收正常化，有利于骨折愈合。骨折肢体中相邻关节的活动不仅对肢体的循环有利，又可防止相邻关节的僵硬、肌肉的萎缩、骨质的疏松。肢体完全休息将造成肢体静脉和淋巴回流变慢，使肢体肿胀、皮肤弹性差。因此，肢体适度活动在骨折治疗中具有极其重要的作用。

局部的动，体现在使用骨折复位固定器治疗骨折，在功能活动时骨折端所受的压力与张力不断变化，使成骨加强，修复加快。条件是压力和张力都要适当。此外，William Halloran 在 1986 年提出的著名的骨折愈合三角（活动、血运及骨痂形成三者相关性原理）也表明，局部活动可以改善骨折端血液循环，加速骨痂形成。因此，适度活动对骨折端的骨折愈合具有十分重要的意义。

（2）动静结合的三个阶段。整个骨折治疗过程都存在动与静的结合，但在不同阶段有不同的特点。孟氏疗法把贯穿于整个治疗过程中的动静结合分为三个阶段。

第一阶段：以静为主的动静结合。在这个阶段，静是矛盾的主要方面，动处于次要、服从的地位。因为没有准确的复位和稳定的相对固定，功能恢复的基本前提就不存在，所以应当以静为主。但动不是可有可无的，只是受到静的诸多限制。从骨折局部来看，只能允许轻量压力、拉力（以压力为主）的作用，这种作用可以通过骨折复位固定器的上、下两枚有弹性的骨圆针，在肢体负重和肌肉收缩过程中，相应的桡度改变来实现。此时不能有旋转和剪切的作用，这可以通过骨折复位固定器把上、下两枚针牢固地固定在锁针器上，并在骨折端放置各形压板来实现。

从肢体和全身来看，动的幅度、次数、频率都应保持在最低限度，以免破坏了静；但不是绝对不动，动的量以病人不疼为限，即通过生物信息反馈系统来测定。动在这个阶段尽管受到诸多限制，但仍是必须的，它的作用是保证骨折愈合所必需的应力及促进新陈代谢等，已如前述。归根结底，适当的动是尽快跨越这个阶段的积极动力。

第二阶段：动静平衡的动静结合。在这个阶段，动与静这对矛盾处于相持状态。这时愈合开始，骨痂逐渐形成，静的作用在于保证不错位。因这时的骨愈合还不十分牢固，静仍起重要作用。而动亦应有所加强，一方面增加动的种类，除压力与张力之外，还应适当加入旋转和剪切的力。加入这两种力的意义十分重要，因为健康的骨同时具有承受拉、压、剪和扭等力的作用，所以应尽可能把骨质修复和功能塑造同时进行，一次完成骨折愈合。这种在功能锻炼刺激下愈合的骨痂，比传统疗法中先形成骨痂再塑形所产生的骨痂更结实，适应性更强，因而可缩短疗程。另一方面增加动的量，逐渐增强生理应力刺激，促进功能恢复。这个阶段动静相持，但总的趋势是动的程度和变化越来越大，越来越多，因此适当的动仍然是突破这个阶段的动力。

第三阶段：以动为主的动静结合。在这个阶段，动是矛盾的主要方面。前两个阶段外在的、固定的静，转化为骨质自身的相对稳定，因而骨折端可以承受更大程度和多种类的运动，而这种内在的静的进一步发展也有赖于进一步的动来完成。这时的动使骨的修复主要按力学的要求进行。经过以上思路指导下的临床实践，就能够实现骨重建与功能恢复的同时并进。

（3）动的最优值确定原则。动静结合治疗过程中每一阶段动的量值，应是今后进一步深入研究的课题，通过大量的研究可以确定一个最佳的动的值域。无论哪种方法，动的量值的确定应遵循因人而异、因伤而异、因法而异的原则。

2. 功能锻炼是骨折治疗的一项重要措施

应用骨折复位固定器疗法治疗骨折与各种畸形时，应把整复（包括截骨术）、固定和功能锻炼三个步骤有机地结合起来。

（1）功能锻炼的原则。

1）必须以保持骨折对位、促进骨愈合为前提。根据骨折或截骨后的具体情况，对骨愈合有利的活动，应加以鼓励；对骨愈合不利的活动（如早期使骨折端旋转、成角、分离），要加以控制。

2）必须符合肢体的生理功能。恢复功能是治疗骨折的主要目的，必须以恢复生理功能为中心。例如，下肢骨干骨折的功能锻炼以早期恢复肢体负重能力为目的。对关节内或关节附近的骨折（股骨颈骨折、粗隆间骨折、股骨髁间骨折、胫骨平台骨折、踝部骨折、肱骨髁间骨折、尺骨鹰嘴骨折、粉碎性桡骨远端骨折）的功能锻炼应以早期恢复关节活动功能为主要目的。

3）要在医务人员指导下进行。应用骨折复位固定器疗法，可使病人早期离床活动，可减少护理工作量，给医生和护士更多的时间指导病人进行功能锻炼。在充分发挥病人主观能动性的同时，必须医患配合，使病人掌握正确的锻炼方式，只有这样才能收到骨愈合与功能恢复并进的治疗效果。

（2）功能锻炼的形式和步骤。

1）自主活动。自主活动是最好的锻炼形式。自主活动时，病人用力保持肌肉紧张，肌肉的拮抗作用使骨折端稳定，活动时应以健肢带动患肢，使动作协调、对称、平衡。根据临床需要，自主活动可分为三个阶段。

①第一阶段（外伤性炎症期）：伤后1~2周。

此时期局部疼痛，肢体肿胀，骨折端不稳定，损伤的软组织需要修复。功能锻炼的主要目的是促进肿胀消退，防止肌肉萎缩，预防关节粘连。功能锻炼的主要形式是肌肉收缩锻炼。

上肢锻炼：握拳、吊臂、提肩等，其中握拳是基本动作。

下肢锻炼：踝关节屈伸及股四头肌收缩锻炼。

②第二阶段（骨痂形成期）：伤后3~4周。

此时期局部疼痛逐渐消失，肿胀消退，一般软组织已修复，骨折端初步稳定，出现纤维组织粘连和骨痂。除继续进行更有利的肌肉收缩锻炼外，上肢骨折病人可做一些自主性关节活动，由单一关节开始，随后发展到多关节协同锻炼。下肢病人可拄双拐下床进行负重锻炼，开始下床站立及锻炼步行时要有医护人员在身旁指导。

自下床之日起，每周测定一次伤肢负重力，并记在病历中，最后绘制成伤肢负重力随时间变化的曲线，作为判断骨折愈合的生物力学指标，用于确定骨折复位固定器拆除时间，这也是提高病人锻炼信心的措施。

伤肢负重力测试应在医务人员指导下开展，可以采用伤肢踩体重秤的方法测得。连续监测直至伤肢负重几乎达到体重的100%时，即可以拆除骨折复位固定器装置。

③第三阶段（骨痂成熟期及临床愈合期）：伤后5~8周。

此时期局部软组织已恢复正常，肌肉已强健有力，骨痂接近成熟，或达到临床愈合标准，骨折端已相当稳定。在骨折复位固定器的保护之下，增加锻炼次数，加大步幅，两足交替行走，不致发生骨折移位。这时是关节功能恢复的关键期。

除少数特殊情况外，此阶段的外固定装置都已拆除。在外固定期间所控制的某些不利于骨折愈合的关节活动，也应开始锻炼以恢复其功能。

功能锻炼要贯穿骨折治疗的始终。它既是促进骨折愈合的重要方法，也是保障运动功能尽快恢复的措施。骨折复位固定器疗法为功能锻炼创造了良好条件，关键是需要取得病人的密切配合。

2）被动活动。此指病人在肌肉无力尚不能自主活动时，在医护人员帮助下所进行的辅助性活动。可依其作用不同分为两种形式。①按摩：主要用于骨折部及远、近端有肿胀的肢体，其作用为消除肿胀，驱散瘀血，促进循环，解除粘连。②舒筋：主要是帮助病人活动关节，早期防止关节囊挛缩、肌腱粘连，晚期可松解挛缩与粘连。

二、骨折的分类方法

对骨折进行分类，是决定治疗方法、掌握其发展变化规律的重要环节。孟和等根据骨折复位固定器疗法的特点与适应证，以骨折移位程度和解剖部位为标准，将骨折分为骨干骨折、关节附近与关节内骨折两大类，每类骨折又分为四个亚型，并以此分类方法直接指导骨折复位固定器疗法的临床使用。

（一）骨干骨折

1. Ⅰ度骨折

此为不完全骨折，损伤部位仍有部分骨组织保持连续。如裂纹、青枝骨折等。

2. Ⅱ度骨折

此为完全骨折，损伤部位的骨组织完全断裂，骨折端基本无移位。

3. Ⅲ度骨折

此为轻度移位骨折，损伤部位的骨组织虽已完全断裂，但骨折端仍有接续，骨膜保持连续。

4. Ⅳ度骨折

此为移位骨折，骨折端相互分离，骨膜断裂。

（二）关节附近与关节内骨折

1. Ⅰ度骨折

关节内骨折：有裂纹、无移位的骨折。近关节骨折：不完全骨折，损伤部位的骨小梁部分断裂。

2. Ⅱ度骨折

关节内骨折：骨折关节面分离移位在 5 mm 以内，关节面塌陷在 2 mm 以内。近关节骨折：无移位骨折，所有骨小梁断裂，骨折无移位。

3. Ⅲ度骨折

关节内骨折：骨折关节面分离移位在 5 ~ 10 mm，关节面塌陷在 5 mm 以内。近关节骨折：轻度移位骨折。

4. Ⅳ度骨折

关节内骨折：骨折关节面分离移位在 10 mm 以上，关节面塌陷在 5 mm 以内。近关节骨折：移位骨折。

三、骨折的复位与固定

复位与固定是骨折治疗的核心问题，复位是将骨折端恢复到生理位置的方法，固定是维持骨折端复位的手段，二者相辅相成，缺一不可。骨折复位固定器疗法主张采用闭合手法与器械结合复位，骨穿针与压板相结合固定，使骨折复位固定器与骨折的远、近端之间形成几何不变体系。

（一）骨折复位

骨折复位可分为闭合手法整复、切开器械整复及介于两者之间的手法与器械结合整复三大类。骨折复位固定器疗法提倡采用手法与器械相结合的整复方法，吸取了手法整复对组织损伤小和器械整复较为准确省力的优点，可以提高整复效果。在具体应用上要遵循“手法—器械—再手法—再器械”的程序。

1. 手法

根据骨折类型、移位方向、肌肉张力大小及皮肤和其他软组织的情况（有无血管、神经、肌腱的损伤及其损伤的性质），分别采用中医“正骨十法”推荐的整复手法进行整复，达到大体复位。手法复位时应轻巧准确，避免加重局部损伤。手法复位要求骨折的旋转及背靠背移位得到纠正，成角、重叠移位及侧方移位大体纠正，为下一步正确穿针做准备。

2. 器械

手法复位后需要一个稳定器械来维持骨折复位后的位置，为骨与软组织修复创造一个稳定的环境。另外，有些骨折单纯靠手法复位常有力不从心之感，往往达不到理想的对位，有必要借助器械去完成整复。骨折复位固定器具有复位与固定的性能，通过调节器械上支撑杆的调节螺母进行纵向牵引或加压来纠正折端间的重叠与分离移位，这种机械牵引作用较人力牵引平稳，不增加折端的副损伤；利用锁针器在远、近端半环滑槽内的位置变化，调整穿在骨端两针之夹角来纠正骨折端的旋转移位；利用大小不同的弧形或蝶形压板在骨折部位放置后产生的横向挤压力来控制侧方移位及成角畸形，压板的横向挤压固定为“点”的固定，对浅静脉及淋巴回流影响较小，但也应注意避免局部压强过大而造成压疮。

器械整复是拔伸与捺正两大手法的结合，可弥补手法整复力不从心的情况。在治疗肌肉发达的成年病人时，两者结合应用能充分发挥手法与器械的优势。对一些难以通过手法复位的骨干骨折，可利用器械适当过牵，对侧方移位及成角畸形的复位可取得事半功倍的效果，提高骨折的解剖复位率。这是手法与器械结合复位的特点之一。

3. 再手法

通过手法与器械结合整复后，骨折已基本得到整复。但对残余畸形则需再次通过手法来纠正。手法同时可捋顺平复卷曲的肌腱、血管等软组织，即达到所谓舒筋正骨散瘀结的作用。

4. 再器械

经手法、器械及再手法整复后，需要再对器械进行适当的微调。对锯齿状或横断的稳定型骨折，给予适当外加压，以缩小骨折端的间隙，可增加整复固定的相对稳定性，亦可为骨折愈合的骨细胞爬行缩短路程。但加压要适当，以免发生骨折再成角及侧方再移位。调整好骨折复位固定器后，即可将各部螺母锁紧，鼓励病人进行伤肢的功能锻炼。

“手法—器械—再手法—再器械”的技术操作程序使手法、器械整复和固定有机地结合在一起，充分发挥了手法和器械的优势，在不增加局部组织损伤的情况下，提高了复位的准确性。

（二）骨折固定

1. 固定要求

维持骨折整复后的位置必须通过固定，但固定势必限制肢体活动，而活动又是保持肢体功能、促进血液循环、增强新陈代谢和促进骨折愈合的重要因素。因此，必须选择合理的固定方式，才能使固定与活动统一起来，使固定不致影响活动，而活动又不致影响固定的稳定性。

2. 骨折复位固定器对固定的要求

（1）固定要合理，便于活动。

（2）固定要减少局部损伤，保护血液循环。

（3）固定要保证骨折部承受生理应力。

（4）固定要便于调节，随时调整。

3. 骨折复位固定器固定的作用机制

骨折复位固定器固定是一种可调的弹性固定形式，它是根据肢体的动态平衡原理，以各种形式的体外固定器、骨圆针及压板等组成内外结合的固定力学系统，以系统的固定力来对抗骨折端移位的倾向力，消除骨折端再移位的倾向。

（1）骨折端移位的倾向力。导致骨折端移位的力学因素一般认为有致伤外力、肢体重力、肌肉牵拉力等，它们均可形成骨折端移位的倾向力。

（2）内外结合固定的固定力。内外结合固定对骨折端产生的固定力包括牵引压缩固定力、旋转固定力、横向固定力、肌肉收缩活动时的内在动力、骨折端之间的啮合力等，这些固定力对维持骨折端的相对稳定发挥了重要作用。

（三）骨折复位固定器的应用

1. 骨折复位固定器的时间选择

使用骨折复位固定器的时机应根据病人的年龄、骨折部位、骨折类型及软组织条件来选择。

（1）立即使用。一些需要通过牵引克服肢体短缩、旋转、成角畸形的不稳定型骨折，或需保持骨折端的相对稳定性，为骨折与软组织修复创造条件，为感染提供方便的换药条件的开放性骨折，或创面较大需植皮覆盖者，均可立即应用。

（2）延迟使用。穿针部位有较大血肿或创面感染，穿针可能导致针道大量渗液或感染者，应延期使用。如股骨粗隆间骨折在伤后 2～3 天就医者，则应先做皮肤牵引，待血肿机化后（一般需在 10 天左右）再行穿针固定。

（3）短期使用。大多数骨折可以用骨折复位固定器治疗直至临床愈合。有些骨折需超关节固定，过长的固定时间会影响关节功能的恢复，因而可短期应用骨折复位固定器，待骨折稳定后再改用其他外固定方法，如石膏、小夹板外固定等，以利于关节功能的恢复。这时，骨折复位固定器可视为治疗过程的一个过渡工具。

2. 骨折复位固定器的临床应用

骨折复位固定器通过骨圆针将伤肢与外固定架组成一个相对稳定的力学系统，能较好地保留肢体的固有功能，使病人在生理状态下养伤，使伤肢在符合生物力学要求的情况下对运动系统进行修复。因此，在应用骨折复位固定器时，必须严格遵守以下各项要求。

（1）定点画线。穿针时应根据部位、类型及骨折移位方向确定进针、出针点，为保证准确穿针，术前应以标记笔标好进针、出针点，并画好线段，再用碘酒加以固定（图2-3）。穿针时按标记方向进行（图2-4）。

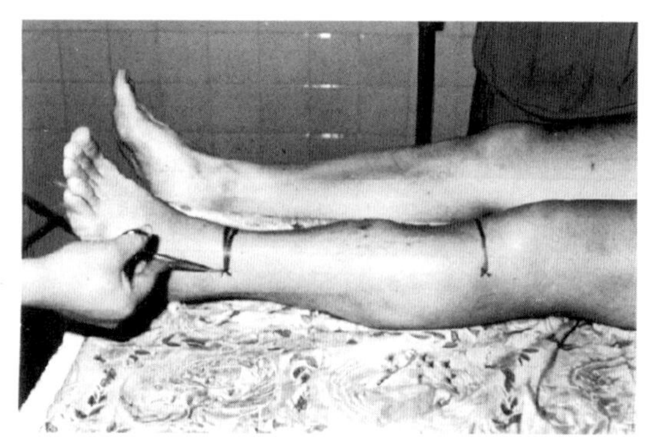

图2-3 定点画线

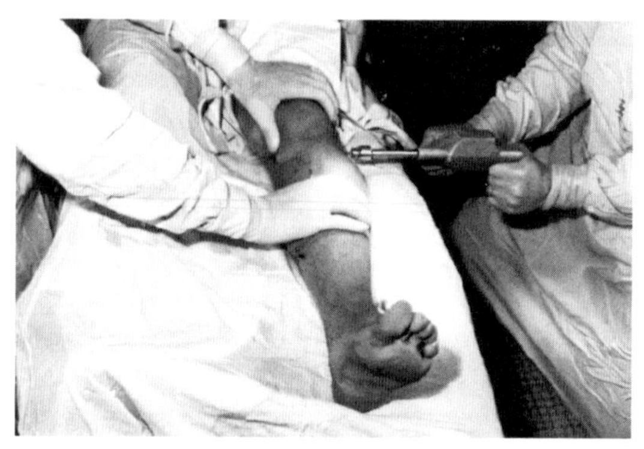

图2-4 穿针

骨折复位固定器治疗骨折的成败，在很大程度上取决于穿针的质量。要想使穿针符合临床治疗的要求，必须保证针与骨干的纵轴垂直。由于肢体与骨折复位固定器通过骨圆针连接成为一个整体，因此骨折复位固定器的两个支撑杆与穿入骨内的两根针，为一矩形的几何不变体系（图2-5）。

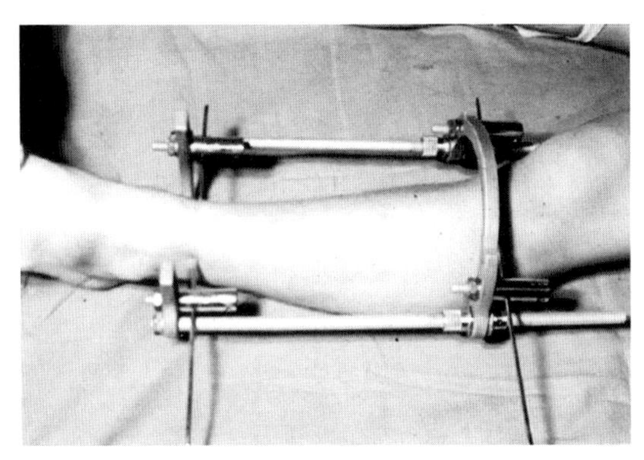

图2-5　固定

完成上述操作即可充分纠正从 X 线正位片上发现的重叠、分离、成角畸形、侧方移位。骨折线处仍有沿穿针轴线做的前后位转动，尚不够十分稳定，故需在骨折线的前后位放置各形压板或者顶针装置辅助固定，以增强固定的稳定性。

总之，骨折的重叠、分离移位可通过调节骨折复位固定器的针间距离进行调整，旋转移位可通过移动骨圆针在骨折复位固定器半环滑槽内的夹角进行调整，内、外侧成角畸形与侧方移位通过穿针时的互补法则进行矫正，前、后移位通过压板或者顶针装置辅助固定。凡能按前述操作使器械与手法相配合，则各种移位与畸形均可达到满意的整复与固定。

（2）穿针操作。操作过程必须严格按照无菌技术要求进行，严防术后针道感染。

（3）穿针时应注意的问题。对新鲜骨折重叠移位较大者，要由助手做适当徒手牵引后再穿针，以防皮肤及其他软组织被固定后的骨圆针钝性切割而裂开，并可防止针道渗液。有较大旋转移位畸形者，特别是双骨干骨折，应首先纠正旋转移位，防止穿针固定之后无法进一步矫正旋转畸形。为保证穿针达到预定要求，除由一个助手徒手牵引之外，亦可由另一助手在肢体的穿针对侧给予适当的把持，以防穿针时引起骨折段的旋转或成角，造成穿针的方向性错误。

骨骼内穿针以电钻或手摇钻钻入和以骨锤打入相比，各有优劣。实验研究及临床观察都证明，钻入骨内的骨针易松动脱出，以锤打入者则相反。用钻入法时，骨折端受震动较小，也不致造成针道劈裂；用锤入法时，骨折端受震动较大，且易造成劈裂，但较为省力，可缩短操作时间。一般情况下，在骨干穿针应当采用钻入法，在干骺端处穿针时可采用锤入法，采用电钻钻入时应使用低速电钻钻入，以避免热损伤导致针道周围局限性骨坏死吸收，后期出现针道松动影响固定效果。

主张用骨圆针直接刺进皮肤，不先做切口，这样可以减少操作程序，使针与周围皮肤等软组织紧密无间、封闭针道，减少污染机会，但由于某种原因使皮肤张力过大时，则应减张切开，并缝合减张部分。

骨圆针在行进的过程中，常出现进针侧皮肤向内陷入，而出针侧皮肤及软组织则向外凸出；待穿针完成后，应将骨圆针逆向转动、退出，直至两侧皮肤平整，然后用剪口无菌纱布将骨圆针的进出口处覆盖好。剪去过长的骨圆针，与骨折复位固定器连接好，用胶布粘好针尾，以防下床步行或进行其他锻炼时划破健侧肢体和损坏被服。

3. 骨折复位固定器的管理

骨折复位固定器允许病人进行早期功能锻炼，在功能活动过程中，固定器各部件可能发生松动，位置及压力发生改变，影响固定的稳定性。因此，必须加强术后管理，经常检查固定器各部件是否松动，充分发挥医、护、患三方面的积极性，保证治疗过程顺利进行（图2-6）。

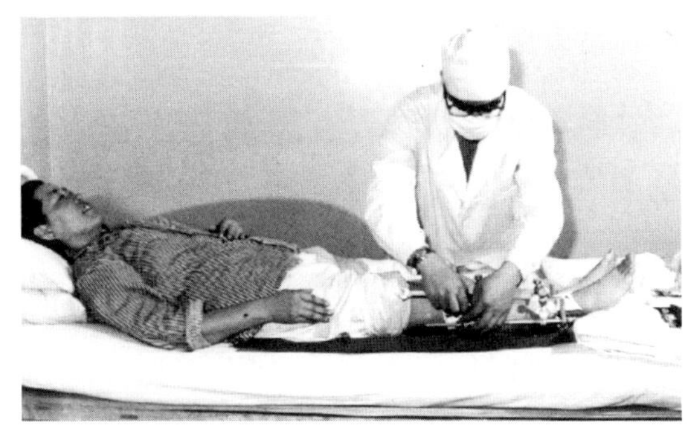

图2-6　骨折复位固定器的管理

（1）针道的管理。预防和控制针道感染的有效方法是穿针过程严格使用无菌技术，密切观察针道及其周围的组织反应，病人主诉针道有痛感，周围有红晕时，应及时处理。包括局部清洁，停止下床活动，必要时给予抗菌药物，一般1周内即可控制。

针道清洁换药是防止针道感染的重要措施。每3～4天更换1次无菌敷料，不推荐每天滴注酒精的办法。经常更换敷料既可保持针道清洁，又能对局部进行检查，以便及时发现情况，及时处理。

穿针部位尽可能选择软组织表浅、有骨性突起处，穿针数量亦应尽量减少。在小腿与前臂骨折的治疗中很少见到针道渗液、针道感染现象。

（2）压板的管理。根据骨折部位及类型，将骨折复位固定器的滑轨放好，再按骨折线的不同情况安放压板。对大斜面大螺旋形骨折用斜压法，对短斜面骨折采用交错压法，对横断骨折采用对压法。

一般将压板分两组应用。主压板组（2片）是针对骨折移位的固有方向而使用的，力量要大些。辅助压板组（2片）用以防止因意外情况而发生的移位，亦是增加主压板组作用的不可缺少的形式，起保护作用，力量要小些。

在压板下方要衬垫8～12层纱布，用胶布将纱布固定在压板上，以免脱落。

主压板组与辅助压板组必须放在准确的位置上，否则将会导致骨折再移位。应向病人交代清楚，学会自己管理压板的位置与松紧程度。

压板对肢体表面的压力来源于滑轨上的压板定位螺栓对压板的挤压作用。由于压板定位螺栓与压板接触位置为球窝关节，能将压力均匀地作用在肢体表面，且较恒定，所以用力不宜过大。临床应用时，以示、中二指按压压板后，压板能上下活动0.2~0.4 cm为宜，过松则压板容易滑落，起不到应有的固定作用，过紧则会造成压板下的皮肤压疮。

（3）体位的管理。体位放置是否合适常能决定复位固定后效果的好坏，这是由肢体重力作用对骨折端的剪力所造成的，骨折线平面以下的肢体重量越大，这种剪力就越大，再移位的倾向力亦越大。因此，术后必须将肢体垫实，以有效地控制骨折端移位的倾向力，并防止因骨折局部的应力集中而在压板下出现压疮。

术后抬高患肢，一般以高于心脏水平为宜，可以减少肿胀。上肢可用枕头垫起，下肢可根据具体情况应用布朗架或托马架架起。

上肢骨折病人术后可屈肘90°、前臂中立位悬吊在胸前，肩、肘、腕、掌、指可以自由活动，以保持其原有功能，亦促进血液循环。但前臂骨折病人，在早期切忌旋转活动；肱骨骨折病人，要避免内收、外展及旋转活动。

下肢骨折病人，可早期进行无痛性下床活动，使骨折端承受生理性应力刺激，促进骨折愈合，同时保持髋、膝、踝各关节的功能。站立位可使因重力造成骨折端再移位的力转变为保持骨折端稳定的力。

（4）骨折复位固定器的拆除时间与条件。骨折愈合时间常受病人年龄、体质、致伤外力性质（生活伤多为间接暴力；交通伤、火器伤多为高能暴力）影响，因此拆除外固定装置时要综合考虑多方面因素。

严格掌握骨折复位固定器拆除的时间与条件，是获得良好的治疗效果的重要保证。过早地拆除骨折复位固定器装置，可能导致再骨折或畸形愈合；过晚则易发生针道松动、渗液及感染，延缓肢体功能的康复。

1）拆除骨折复位固定器的条件——骨折临床愈合标准。1986 年，孟和等初步提出骨折愈合的判断标准，即联合“下肢骨折病人可以弃拐行走并接近正常人，感到患肢有力”的骨折临床愈合标准与客观查体进行判断。此后几年，孟和等对骨折复位固定器疗法的生物力学效应进行了深入分析和临床研究，结合骨折临床愈合标准提出新的骨折愈合生物力学标准，并收录在 1993 年的《中国骨折复位固定器疗法》一书中，根据生物力学提出的该临床愈合标准更加准确实用，具体内容如下：①病人自觉伤肢有力，下肢可以弃拐行走，伤肢踏力与健肢相同，达到体重的 100%，上肢推、拉、握力与健侧相同；②X 线片显示骨痂连续，骨折线模糊；③骨折局部无压痛及轴向叩击痛；④骨折处无异常活动。

2）常见部位新鲜骨折拆除外固定装置的时间，见表 2－1。

表 2-1　常见部位新鲜骨折拆除外固定装置的时间

骨折部位	拆除外固定时间	骨折类型	拆除外固定时间
股骨干骨折	6~12 周	Monteggia 骨折	6~10 周
胫腓骨骨折	6~10 周	Galeazzi 骨折	6~10 周
肱骨骨折	6~8 周	桡骨远端骨折	6~8 周
尺桡骨干双骨折	8~12 周	本内特骨折	6~8 周

3）骨折复位固定器拆除注意事项。若病人感到伤肢无力，或检查骨折局部及 X 线片尚达不到临床愈合标准时，可继续用外固定装置固定。

为慎重起见，在拆除外固定装置后，暂不拔除骨圆针，应在床上反复检查骨折局部，并再次进行 X 线检查，确认已达临床愈合标准后，让病人带针下床步行（图 2-7）。若其步态稳健、有力，甚至有轻松感，再于无菌条件下拔除骨圆针，拆除外固定架，以无菌纱布保护针道（图 2-8）。

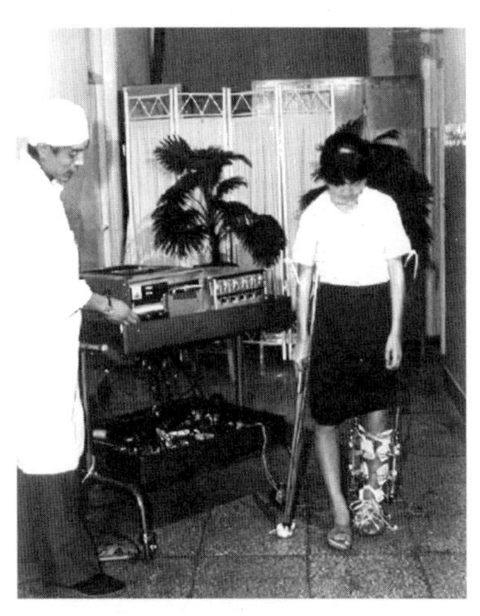

图 2-7　带针步行锻炼

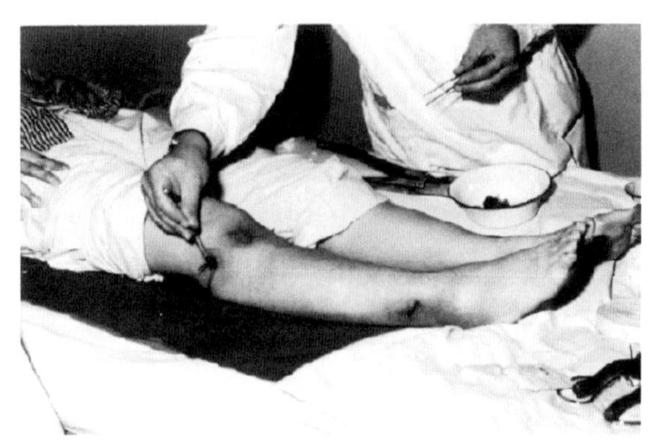

图 2-8　拆除外固定架

4. 骨折复位固定器与小夹板或石膏的协调应用

多数骨折应用骨折复位固定器治疗即可达到临床愈合，拆除外固定装置后不必采用其他外固定形式。但拆除外固定装置后，仍要密切观察病人，了解患肢的局部情况，如是否感到沉重或疼痛，骨折处是否又出现异常活动或轻微变形。若有这些症状或体征，则表明拆除外固定装置过早，骨折处的愈合还不能对抗外力干扰，可应用小夹板或者石膏继续维持固定 1～2 周或更长时间。

在一些特殊情况下，如为了加速肢体功能康复，或由于针道松动、有渗液甚至有炎症反应不宜继续应用骨折复位固定器时，则在骨折处稳定后，拆除骨折复位固定器，改用小夹板或者石膏外固定。

有些骨折在应用骨折复位固定器治疗之后，在骨折端已有纤维连接，其重叠移位倾向已完全克服，也可改用小夹板或者石膏外固定。将骨折复位固定器与小夹板或者石膏外固定配合使用，可进一步提高疗效。

5. 骨折复位固定器是一种能动的固定方式

与内固定方法相比较，外固定属于能动的固定方法。石膏外固定可通过对管型石膏的楔形切除矫正残余成角畸形。小夹板外固定可通过调节布带松紧度及调整纸压垫的位置与薄厚对残余成角及侧方移位加以矫正。骨折复位固定器简化了治疗方法，使调整更灵活，通过调节螺母在支撑杆上的伸缩对骨折做牵引、加压；通过调整锁针器在滑槽内的位置来矫正旋转；通过各形压板或顶针装置矫正成角畸形及侧方移位，复位、固定可靠，调整方便、灵活。

（张兴平）

第三节　骨折复位固定器疗法的基础研究与理论创新

孟和主张“解剖学与生物力学是骨科的基础”，早在 20 世纪 60 年代我国生物力学学科尚未建立之时，就以力学的观点来研究骨伤科的复位与固定问题，并在此基础上，将生物力学引入骨科的研究当中，实现了骨伤科复位固定的理论创新。

一、在骨折治疗复位固定中引入生物力学的探索

20世纪60年代，以尚天裕、孟和为代表的中西医结合骨科专家通过大量临床实践总结，确立了“动静结合，筋骨并重，内外兼治，医患合作”的骨折治疗相对固定指导思想。20世纪80年代，结合生物力学理论与技术，对当时骨干骨折多种固定方法进行比较研究，建立了家兔胫骨夹板外固定和穿针外固定的生物力学实验模型，并初步实现了骨折模型的生物力学条件量化控制。提出了骨折治疗中弹性固定可使断端获得生理应力的固定理论来指导临床实践，打破了AO组织（即国际骨科内固定协会）所提倡的绝对固定和其他学派的骨折固定治疗观点，为个体化固定方式选择奠定了理论和技术基础。

1. 胫腓骨骨折复位固定器的生物力学研究

孟和、吴玉升最先发明了胫腓骨骨折复位固定器（图2－9），其研制的出发点是将之作为随人体移动的等长牵引装置，后来该固定器发展为利用骨穿针横向（但对骨干而言是轴向）弹性弯曲和恢复，允许断端在平衡位置有微动的弹性固定装置。

在下肢骨折复位固定器研制成功的基础上，孟和此后分别于1980年及1986年研制出前臂、髋部及股骨干骨折复位固定器，将骨折复位固定器逐渐运用于四肢各部位骨折，并扩展至开放性骨折及关节内骨折。

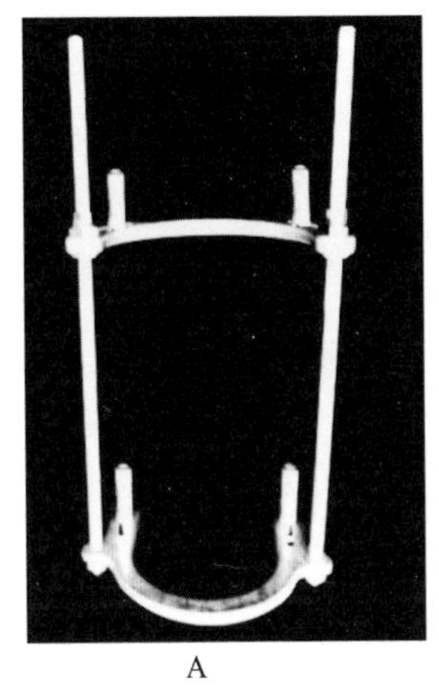

A

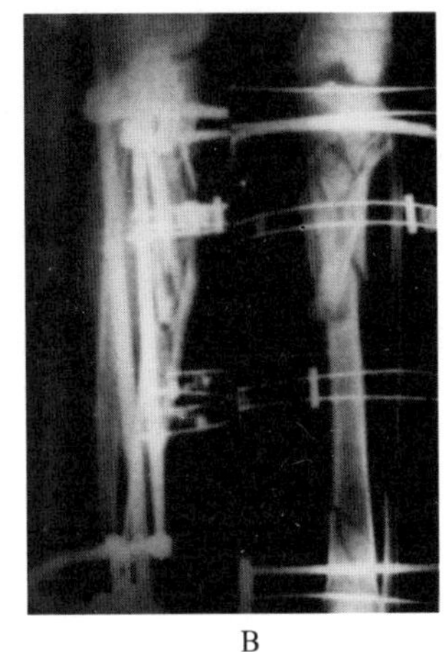

B

图 2－9　胫腓骨骨折复位固定器（A）和临床应用 X 线片（B）

2. 前臂骨折复位固定器的生物力学研究

孟和等人对前臂解剖和骨折复位与固定力进行了研究。通过测量不同性别、不同职业的成年志愿者前臂的解剖学数据，总结出骨科临床常用整复手法的力量大小。在前臂骨折治疗中创造性地采用塔形垫来增加纸压垫的分骨力。通过解剖观察，对前臂的不同截面形状进行研究，发现上端接近圆形，中部为椭圆形，下部为扁椭圆形，并由此分析前臂上 1/3 不易实施夹挤分骨，对位相对困难。孟和、朱云龙、尚天裕等人采用骨折复位固定器闭合穿针治疗前臂骨折，通过骨折复位固定器辅助复位，对抗再移位肌力，并且固定过程允许腕关节进行部分功能活动，克服了石膏、夹板和钢板切开固定等各自的缺点，取得了良好疗效。前臂骨折复位固定器和临床应用 X 线片见图 2－10。

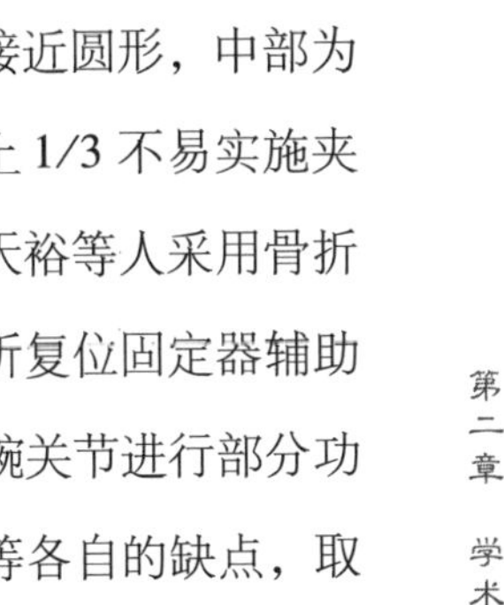

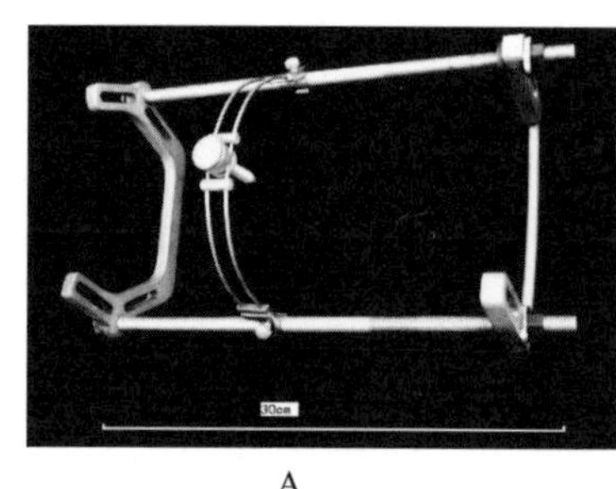

A

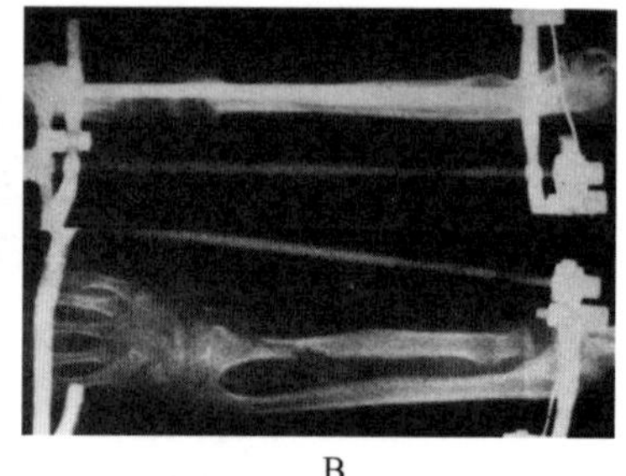

B

图 2-10　前臂骨折复位固定器（A）和临床应用 X 线片（B）

二、骨折复位固定器弹性固定准则

孟和从 20 世纪 60 年代就开展了骨折复位固定器疗法的生物力学基础研究。1978 年，生物力学的开创者和奠基人——冯元桢（美籍华人）教授回国讲学，孟和参加了学习班并决心开展骨折复位固定器疗法的生物力学研究。1985 年，中国中医研究院骨伤科研究所创建了全国第一家从事骨伤科研究的生物力学实验室，并引进了国内首批生物力学专业的大学毕业生。孟和与天津大学高瑞亭教授、河北省科学院的顾志华教授、中国科学院力学研究所钱民全教授、北京航空学院马和中教授等合作，在全国范围内举办了 23 期“骨折复位固定器疗法和生物力学培训班”，从解剖学、生物力学、病理学三个方向对骨折复位固定器的弹性固定准则进行了深入的研究（图 2-11）。

金阳是孟和指导的第一个攻读硕士学位的研究生。金阳将他的研究工作重点选定在骨折复位固定器的力学支撑作用上。

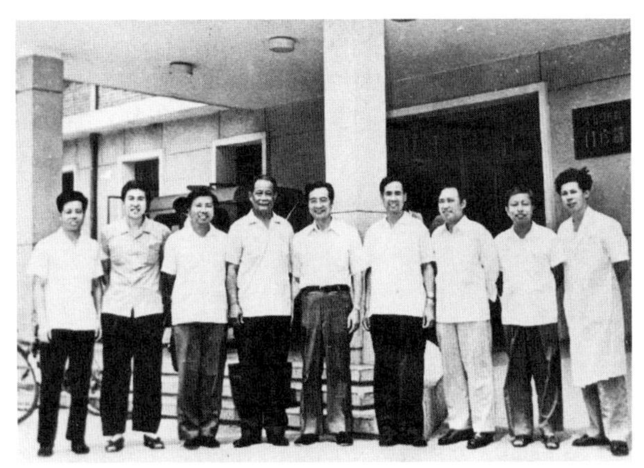

图 2-11　冯元桢先生（右五）到中国中医研究院骨伤科研究所访问（右二为孟和）

研究的内容包括小腿骨折治疗过程中足底负重的变化过程、支撑杆的力量变化监测、穿针孔道周围的应力分析等。尤其在当时的条件下，从临床实用角度，确定了支撑杆调节螺母的调整圈数与牵引长度之间的量化关系，开创了量化监测骨折复位固定器作用效果的研究方向。当时，金阳在孟和的指导下分析了1033例骨折复位固定器治疗小腿骨折的病例，得出了功能锻炼负重力随治疗时间变化的关系（表 2-2，图 2-12）。这些研究得到了天津大学高瑞亭教授的悉心指导和支持。

表 2-2　功能锻炼负重力与治疗时间关系测试结果

治疗时间/周	2	3	4	5	6	7
负重占体重比率均值/%	32.63	42.88	52.90	66.50	82.70	89.78
标准差	5.85	12.55	15.46	16.92	10.73	9.95

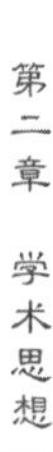

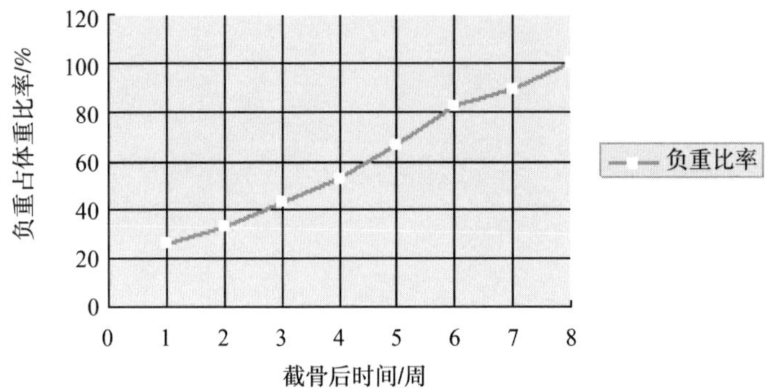

图 2-12　功能锻炼负重力与时间关系测试结果

孟和十分重视解剖学在骨科临床中的作用。针对致伤暴力种类与骨折线形态及移位规律的关系，运用解剖学与生物力学的结合分析方法，提出按生物力学进行骨折分类，分为横断、斜行、螺旋、粉碎、青枝五种类型。据此确立了逆损伤机制进行复位和固定的“手法—器械—再手法—再器械”结合应用原则。

孟和对生物力学研究的方式直观、实际。他指导实验室人员对直径 3 mm 的骨圆针进行抗弯刚性测试。用于骨折复位固定器时，三点弯曲刚度只有 39.2 N/mm，也就是只需要大约 39.2 N 的负重就能使骨折端接近或分离 1 mm。病人临床负重会超过体重，怎么能治好骨折而不移位呢？在孟和支持下，实验室人员研制了骨圆针变形传感器，用于临床监测骨折端的位移。通过临床试验测试，确证了骨圆针动态变形的存在，也就是断端位移，可达到毫米量级；但随着骨折愈合进程，断端位移逐渐减小，直到拆除骨折复位固定器时接近零，这是对骨折弹性固定生动的定量表述实例。随后通过动物实验的批量测试，专门研究了断端微动与骨愈合的关系。1997 年，在孟和的支持和指导下，生物力学实验室申报并获得国家中医药管理局科研项目“骨折复位固定器疗法定量问题探讨”课题的支持，逐渐建立了临床生物力学监测系统。

孟和对骨生理、病理的临床思考是动态的。他明确指出，膝骨关节炎晚期，偏心负重与病理代偿反复作用，会形成正反馈循环。如果不进行截骨矫形、纠正力线，单纯靠药物治疗解决不了内部骨力学不平衡问题。孟和充分发挥骨折复位固定器多自由度调节的优势，创造性地建立了胫骨上端倒 U 形高位截骨术式，既能满足侧方力线调整，又能适应胫骨结节矢状面抬高，同时增大断面接触面积，增强稳定性，促进截骨愈合。1992 年，他指导研究生黄涛对膝骨关节炎的发病机制进行了深入研究。将幼兔骺板内侧用骑缝钉固定，造成一定破坏，阻碍了胫骨近端内侧骨骺生长，成功建立了膝内翻的动物模型。孟和在 2002 年指导的研究生在此基础上继续进行了更为深入的研究。

三、骨折愈合的应力适应性

关于穿针外固定器疗法的生物力学研究，目前国内已开展了种类繁多、层次多样的工作，这些工作在改进固定方法与器械、提高临床疗效方面起到了关键性作用。孟和根据临床需要，从20世纪60年代初期就将力学测试引入膝关节加压固定装置的研究与改进，至今已成为临床骨科实践中有生命的生物力学指导思想。他一直强调生物力学对骨科的重要作用，认为生物力学与解剖学都是骨科的基础，是每一个骨科医生的“必修课”。

进入20世纪80年代，孟和开展骨科生物力学研究，从着重关注等长牵引和弥补手法复位的困难，发展到建立弹性固定理论基础，进而发展到阐述“筋束骨”的力学原理，用于指导关节内和近关节骨折的治疗，直至关注退行性关节病变中的生物力学机制的探讨和临床应用。研究工作的成果在其所培养的研究生们的研究工作中均有充分体现。

中国科学院力学研究所钱民全教授等与孟和一起对骨折复位固定器支撑杆受力进行了测试。北京工业大学曾衍钧教授在这期间与孟和合作，对骨折复位固定器进行了有限元计算。

1984年，孟和与中国科学院力学研究所钱民全教授一起发表了《骨折愈合与应力的适应性假设》一文，为中西医结合治疗骨折的生物力学研究提供了理论基础。中医理论描述骨折愈合过程为“瘀去”“新生”“骨合”三个相互重叠衔接的阶段。骨折初期，随着愈合过程的推进，断端组织从液态的出血转变为黏弹性的瘀血；新毛细血管长入，使瘀血逐渐代谢吸收，同时新生纤维组织铺展，纤维软骨形成；之后随着矿化过程逐渐减小变形范围，承担载荷，纤维软骨转化为骨性骨痂，达到足够的功能强度和刚度。

在骨折处的这种被称为“原始应激反应”的过程一般不超过 3 周。这个过程与骨折端活动范围的减小同步。这个过程如果被破坏，如反复出现过大的再移位等，骨折愈合将受到影响，可能诱发改变再生组织性质的不良后果，如使再生组织的分化朝着软性连接发展，造成延迟愈合或不愈合。

在基本正常的活动中，经过相对漫长的改建过程，骨折处恢复到骨折前相对优化的骨结构，被称为“长期功能适应”。这个过程主要是临床愈合后矿化材料的量变与再生结构的逐步改建。如果过长时间坚强固定，则出现应力遮挡，产生继发性骨质疏松；而反过来，过早拆除支撑保护，则可能出现“再骨折”。

上述过程包含以下两个基本原理。

（1）骨结构与生长的应力适应性，即骨内部的组织结构排列总是与主应力方向一致（至少从统计角度是这样），从而以最少材料获得最大强度和刚度，著名的沃尔夫（Wolff）定律描述的主要是一种常态。

（2）骨折愈合的应力适应性，即在骨折愈合过程中，再生组织的力学特性与其所处的应力环境相关，从而适应功能活动承受外力的需求。

钱民全教授指出：只有生长的应力适应性，骨痂生长得再多，没有有效连接使骨的支撑功能恢复，也没有用。因此，第

(2) 条是第 (1) 条基础上的创新。

在建立了等长牵引和器械配合手法进行复位的基本思路和方法后，孟和与黄克勤主编了一本专著——《骨科复位固定器疗法》，联合了当时国内在骨科复位固定器疗法方面有代表性的十几位骨科专家共同编写。虽然全书以解剖学为基础，重点描述了不同部位骨折复位固定器的结构和临床适应证以及具体使用方法，但最具开创性的是孟和与河北省科学院顾志华教授通过较为深入细致的生物力学分析，系统建立了骨折复位固定器疗法的弹性固定理论。其基本特征是，尽量少用针，尽量不用粗针，在稳定固定条件下，尽量减少功能替代，并能提供适合骨折愈合和关节功能恢复的生理运动和生理应力。

1987—1991 年，助理研究员钟红刚在尚天裕与孟和的指导下，进行了关于骨折固定与愈合的动物实验研究。通过手术横向锯断家兔胫骨中部，造成骨折模型；在骨折近端和远端各穿 2 根直径 1 ~ 1. 5 mm 的克氏针，采用自行设计的滑动穿针骨折复位固定器（图 2 – 13）固定，造成在断端除了沿胫骨轴向一个自由度能宏观自由运动之外，两骨折段刚体横向和转动等其余 5 个宏观自由度运动都被限制；在动物麻醉恢复后便能自由下地活动，负重和肌力在固定器作用下只会使横断型断面相互对紧，而不失稳；通过在断端放置压力传感器，测得断端与动物活动关联的生理压力波形，并且通过磁场位移传感器测得断端微动随愈合过程时间的变化，结果显示，在术后第 3 周，断端微动从骨折初期的平均大于 200 μm 减少到 100 μm 以下，4 周时降至 50 μm 左右（图 2－14）。通过这一系列实验研究，揭示了骨折端微动的变化规律，提出断端微观力学自由度的概念，即在稳定固定条件下，骨折端的宏观运动虽然被限制，但各个自由度的微动和受力存在，也就是说愈合过程是在断端微观力学环境中进行的。

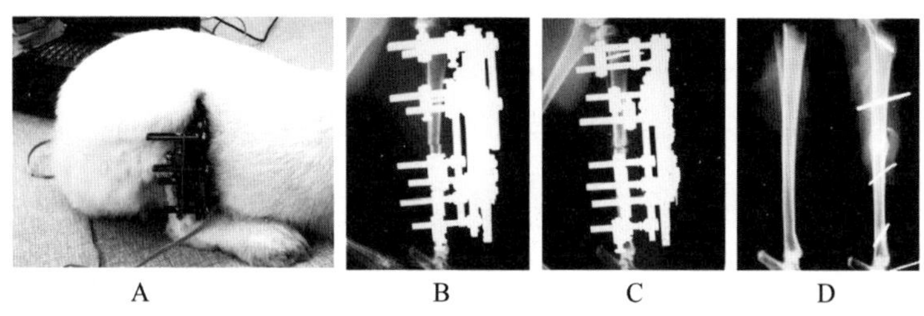

图 2－13　滑动穿针骨折复位固定器

A—家兔滑动穿针骨折复位固定器　B—骨折造模截骨当天的 X 线片
C—骨折造模截骨 3 周时的 X 线片　D—骨折造模截骨 4 周拆架后的 X 线片

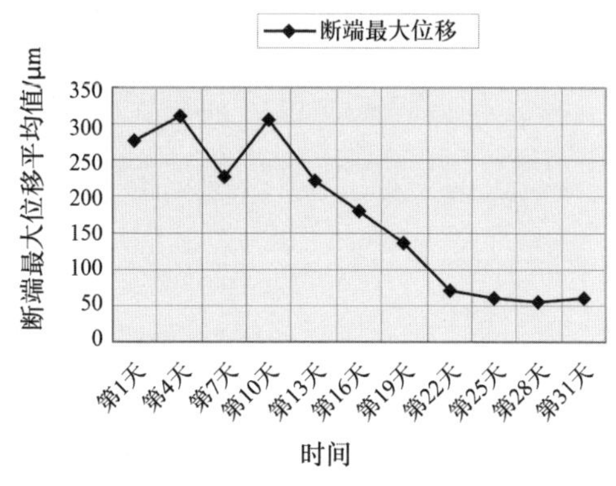

图 2－14　断端最大位移与时间关系曲线

随着技术的进步，在孟和的指导下，钟红刚助理研究员将骨折复位固定器疗法的生物力学研究转向临床定量监测。1997年，钟红刚研制了骨圆针变形传感器，并将之直接安装于针体露出体外的部分，在金阳和张兴平的协助下对骨折复位固定器的固定作用进行实时定量监测。测试原理和装置简单、无损，配合自行研制的测力鞋，对病人下地功能活动中的负重与断端微动关系进行测量研究。连续定量监测结果显示，在骨折复位固定器治疗胫腓骨骨折的过程中，病人断端微动在骨折初期达到几百微米量级，随着愈合进程的进展，断端微动减少，负重与断端微动关系曲线的斜率逐渐增加，亦即两针之间骨折骨的刚性越来越大。监测结果生动、量化地反映了愈合过程，即断端组织逐渐从瘀血流变性很强的状态转变为矿化骨痂形成后的接近固体的状态。测试过程也表明，骨折复位固定器在稳定固定条件下不会对复位良好的断端的微动产生明显约束，并且断端能获得生理应力，对骨折愈合有利。

骨折复位固定器疗法的生物力学研究涉及从宏观器械设计与应用到断端微观生理效应等各个层次，也包含从不同固定方法选择到实时定量监测不同研究方向。通过多学科科研人员的合作，博采众长，面向病人进行多学科综合研究是孟和进行骨折复位固定器疗法研究的主要特征。通过 50 余年的临床实践和研究，国内多学科领域专家共同合作，最终实现了手法与器械结合，内外用药结合，被动活动与主动活动结合，这是个体适应的中西医结合骨折治疗方法的创新。

在上述理论指导下，2014 年，钟红刚等通过关节再造的生物力学环境控制，对关节再生的功能适应性进行了探索性研究。利用仿生关节运动机构和微创穿针外固定技术研制了外置的仿生运动人工关节，为家兔膝关节再生保留了空间，提供了一种运动模造环境。结果表明：实验家兔的运动功能基本恢复，未产生骨性融合；软骨下骨生长；新生软骨已覆盖截骨表面；再生韧带样组织也在再生膝关节内被观察到。与家兔胫骨骨干横行截骨滑动穿针固定骨折愈合实验相对照，骨干骨折后控制断端微动，所得结果为骨性愈合；而采用大范围仿生运动外置式人工关节控制家兔膝关节截骨后再生，结果不是骨性融合，而是新生关节形态逐渐形成，运动功能基本恢复。这两种截然不同的结果从两个方面说明了骨折愈合过程对生物力学环境的适应性（图 2－15）。

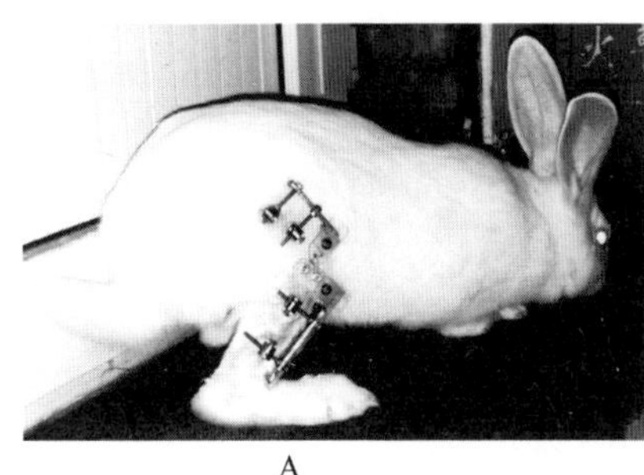

A

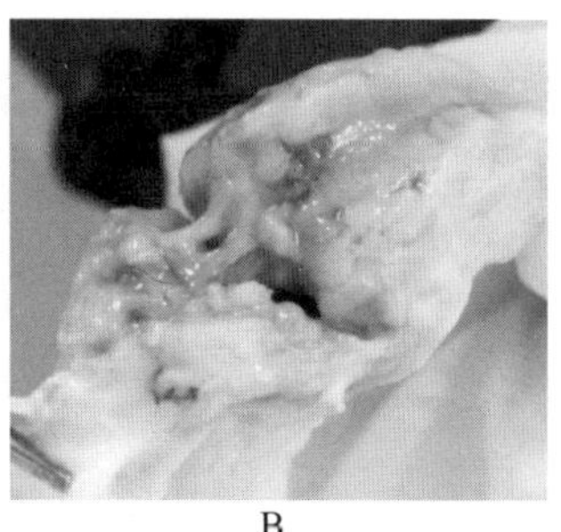

B

图 2－15　仿生运动膝关节穿针外固定器（A）和截骨再生的膝关节软骨和类韧带（B）

四、关节骨折治疗中的“动静结合”与“筋骨并重”

20 世纪 80 年代后期，孟和开始注重关节内骨折的骨折复位固定器治疗。

黄沪在攻读硕士研究生期间的主要研究方向是胫骨平台骨折，通过手法和克氏针撬拨复位，依靠关节韧带筋束骨作用和针－骨界面摩擦限制胫骨平台骨折的侧方分离移位。在此基础上，利用改进的骨折复位固定器的弹性固定将塌陷的胫骨髁抬升，使膝关节面在功能活动的自然模造中恢复平整。为了得到胫骨平台骨折发生的力学条件和复位固定中所需要的外加支持力学环境，黄沪还在当时的劳动部锅炉压力容器检测研究中心刘学玲助理研究员的帮助下，通过表面光弹实验应力分析的方法，对模拟实验中不同加载情况下胫骨平台周围的表面应力进行了比较研究，得到了与临床观察骨折形态吻合的高应力分布区域。黄沪在导师孟和的指导下所总结的采用膝关节骨折复位固定器治疗的临床胫骨髁和股骨髁骨折共有 50 例。同时，孟和与北京航空学院马和中教授合作，带领研究生黄沪和王柯慧助理研究员在北京航空学院对膝关节韧带的筋束骨作用和韧带损伤模式进行了力学研究，孟和总结其辩证关系为：在骨折发生时，局部韧带一般虽受损伤但保持束骨作用；反之，如果在暴力作用下韧带断裂，结果往往是骨折未发生。

王庆甫在攻读硕士研究生期间的主要研究方向是股骨颈骨

折。在导师孟和的指导下，王庆甫的研究工作是与黄沪密切合作进行的，他应用表面光弹方法对不同载荷方式下股骨颈周围的应力分布进行了深入研究，并探讨了多枚克氏针、螺纹钉、三翼钉、力臂式固定器等不同固定方法的稳定性。通过临床文献综述和病例研究，他认识到相当一部分股骨颈骨折最后都发展成股骨头坏死。当时中国中医研究院骨伤科研究所杨淮沄主任医师正进行采用左旋多巴治疗股骨头坏死的研究工作，对王庆甫的相关研究给予了高度关注。

钟红刚助理研究员在孟和指导下，对膝关节的运动规律进行计算机模拟，通过四杆机构模型对膝关节矢状面运动进行了模拟再现，并对速度瞬心轨迹进行分析。在此基础上设计了平面四杆机构膝关节复位固定器，并获得中国专利。这种固定的特点是，对关节内骨折进行复位固定后，在生理运动中对关节面塑形，增强关节内的体液循环，预防粘连和僵直。孟和强调，关节骨折后损伤的软组织会先于骨折愈合，治疗初期如果不能保持功能活动（即使是微小运动也可），等到骨折愈合后，就必然会产生关节运动受限和疼痛。

五、关节骨折治疗中的“筋束骨”

张兴平在攻读硕士研究生期间的研究工作中，认识到弹性固定对涉及关节面骨折中的筋束骨作用表现突出。当时，在导师孟和的指导下，实验室人员完成测力锁针器的研制，并通过薄膜压电材料，制作了厚度小于 1 mm、直径约 1 cm 的传感测力片。张兴平采用带有测力锁针器的前臂骨折复位固定器治疗腕关节骨折，牵引力通过测力锁针器测量。由于可以保持持续牵引，行中医手法复位后，骨折端不产生轴向的重叠再移位，临床效果显著；此外，韧带牵引力的横向分力，保证了骨折端横向不分离；同时，病人进行的握拳功能锻炼，还提供了一定的断端生理压力。张兴平还采用新鲜前臂腕关节标本骨折模型实验，在桡骨纵行骨折线内放置薄型传感测力片，测得生理压力不是某个恒定值，而是与牵引力成比例，随功能锻炼波动。张兴平在导师孟和的指导下总结了 23 例采用前臂骨折复位固定器治疗桡骨远端骨折的情况，在治疗过程中监测了 6 例志愿测试病人的情况，得到了牵引力和其随握拳波动幅度与愈合进程的量化关系。

在同样思路的指导下，采用相似的实验手段，郭建安在攻读硕士研究生期间，在导师孟和的指导下对踝关节骨折进行了研究。与腕关节情况有所差别，由于下肢负重功能更重要，后踝牵引的重要性在郭建安的研究中受到特别重视，他在研究工作中共积累 21 例临床治疗病例的情况。

六、“微创骨科”的倡导

自 20 世纪 90 年代，AO 学派的一些学者提出 BO 的观点以来，经过多年的发展，形成了以钛合金钉板、微创钢板接骨术（minimally invasive plate osteosynthesis，MIPO，1994 年首次应用）、微创内固定系统（less invasive stabilization system，LISS，2001 年报道）、有限接触动力加压接骨板（limited contact-dynamic compression plate，LC-DCP）等为主的内固定学派。

2005 年，孟和发表了《弘扬中国骨科之长　走微创骨科之路》一文，正式提出了中西医结合微创骨科的概念。

2011 年 5 月，孟和领导并团结了一批致力于中西医结合微创骨科的同仁，成立了中国中西医结合学会骨科微创专业委员会，孟和任名誉主任委员，王和鸣教授任主任委员。专业委员会提出了“微创，人文，绿色，协作，共赢”的口号，将孟和所提出并倡导的中西医结合微创骨科推向全国乃至全世界。

2011 年 11 月，在北京举办的中国骨科学术年会（Chinese Orthopaedic Association，COA）上，美国国家工程院院士赵以甦做了“世界骨科现状及其对中国的影响”的专题报告，报告中谈到对世界骨科界有原创性贡献和影响的三位中国骨科专家——陈中伟、尚天裕、孟和。次年，赵以甦应邀参加了中国中西医结合学会骨科微创专业委员会第二届学术年会，两位多年未见的老朋友在上海相聚，共话中西医结合微创骨科的发展理念，感慨是中医让他们走到了一起（图 2－16）。

从有限手术的原则，到中西医结合微创骨科的理念，既是

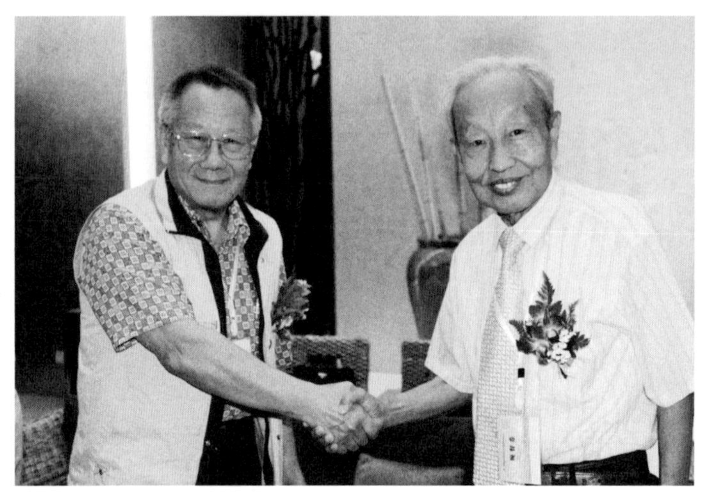

图 2-16　孟和（右一）与赵以甦（左一）

理念上的升华，也反映了孟和对于微创理念的不懈追求。同时，对于“什么是真正的微创”这一问题的讨论，孟和认为微创不应仅关注皮肤切口的数量、软组织剥离范围的大小，更应当关注治疗对象——骨损伤的大小。如何尽可能减少对骨、软组织的医源性损伤，尽量保护断端血液循环，是每一个骨科医师都应当考虑的问题。

（钟红刚）

第三章　临床研究

骨折复位固定器疗法是在小夹板外固定治疗骨折的基础上，吸收传统中医手法复位和使用纸压垫增强固定效能的优势，结合西医穿针与机械框架方法而产生的。其治疗骨折的核心理论是弹性固定准则，即在固定稳定的前提下，降低固定装置的整体刚度，防止产生功能替代，并为断端提供必要的生理应力刺激。此疗法具有疗效确切、疗程短的优势，经过几十年的应用，实现了骨科器具、疗法和指导思想上的创新，是中西医结合治疗骨折的原创疗法。

第一节　骨折复位固定器疗法治疗上肢骨折

一、肱骨干骨折

肱骨干骨折（fracture of humeral shaft）多发于肱骨干的中部，其次为下部，上部最少。中下 1/3 骨折易合并桡神经损伤，下 1/3 骨折易发生骨折不愈合。

（一）肱骨干骨折常用治疗方法

1. 非手术治疗

无明显移位的简单肱骨干骨折或者有移位的中下1/3骨折以手法整复后可以达到功能复位标准者，以及高龄病人手术风险大而功能要求低者是非手术治疗的适应证。非手术治疗功能复位标准：骨折端向前成角<20°、内翻或外翻成角<30°、旋转畸形<40°、短缩畸形<3 cm。

常见的非手术治疗方法有：功能支具固定、小夹板固定、石膏固定、U形接骨夹板固定、维耳波上肢支持带（Velpeau dressing）制动等。

2. 手术治疗

肱骨干骨折手术治疗的适应证包括：①开放性骨折；②合并血管损伤或继发桡神经损伤；③浮动肘或浮动肩；④双侧肱骨骨折；⑤病理性骨折；⑥多发伤（脑外伤、烧伤、胸外伤、多发骨折）；⑦骨折不愈合；⑧涉及关节内的骨折。此外，各种原因不能耐受石膏、小夹板、支具等较长时间外固定者，或保守治疗无法达到或维持功能复位者，原发性桡神经损伤者，甚至肥胖病人，亦可考虑手术治疗。

常用的手术方法按是否切开分为闭合复位内固定、切开复位内固定；按内固定方式分为螺钉内固定、加压钢板内固定、交锁髓内钉内固定等。此外，还有微创治疗，如经皮微创内固定、外固定架固定等。

（二）孟氏疗法的适应证和禁忌证

1. 适应证

（1）伤后软组织条件较差的闭合性骨折。

（2）开放性骨折。

（3）内固定失败者。

（4）夹板、石膏、支具外固定失败者（复位固定后再移位）。

（5）骨折延迟愈合或不愈合者。

（6）骨感染者。

（7）陈旧性骨折畸形愈合者。

2. 禁忌证

（1）稳定的无移位骨折。

（2）全身情况特别差，不能耐受手术及不能配合术后管理者。

（3）小儿、精神异常病人及帕金森病人等不能配合术后管理者。

（4）穿针部位有皮肤病或软组织感染者。

（5）严重凝血功能障碍者。

（三）孟氏疗法的具体操作

1. 术前准备

麻醉选择：一般采用局部麻醉或臂丛神经阻滞。

体位：仰卧位或侧卧位。

穿针部位的准备：选用的克氏针不宜过粗，一般直径

2.5 mm 即可，穿针部位常规备皮、消毒、铺无菌巾，穿针前要调整好骨折复位固定器针座及侧杆的位置。

2. 穿针部位及方法

近端穿针部位：三角肌粗隆上 4～5 cm，距上臂内侧 1.5～2 cm 处。自前向后穿针，穿针时应注意避开臂内侧的神经血管束。

远端穿针部位：肱骨内外髁间连接线上 2～3 cm，肱二头肌腱外缘。

穿针部位的体表投影见图 3－1。穿针时注意一定贴着肱二头肌外缘，以免损伤外侧的桡神经及内侧血管束。

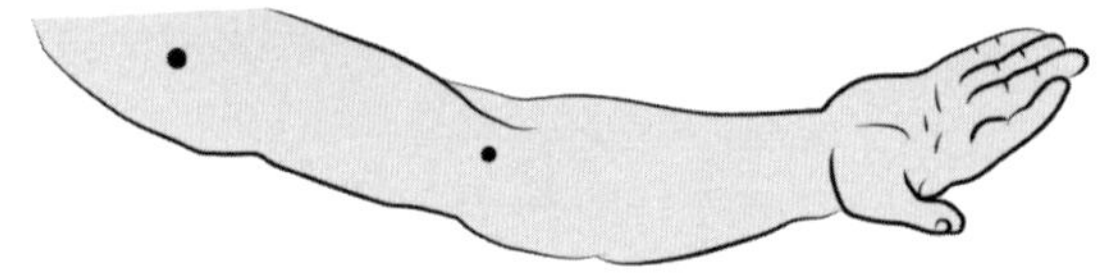

图 3－1　穿针部位的体表投影

3. 复位固定

遵循“手法—器械—再手法—再器械”的原则。穿好克氏针后，用消毒敷料包扎针道口，安装骨折复位固定器，根据骨折端重叠的情况进行器械牵引，然后应用手法纠正侧方移位及成角畸形，并放置好弧形压板或者顶针装置，拧紧弧形压板或顶针器的固定螺钉。在 C 型臂 X 线机透视下，观察骨折端的对位对线情况，如果骨折位置良好就拧紧所有旋钮，如果情况较差就重新进行手法整复，并调整弧形压板或顶针器的位置，直至骨折端的位置良好。待确认骨折端对位对线良好后，应用三角巾将前臂悬吊于中立位。

4. 术后处理及功能锻炼

（1）注意针道渗血、渗液情况，并及时换药，防止针道感染。

（2）术后鼓励病人经常用力握拳。

（3）根据上肢肿胀消退情况及时调整弧形压板的压力，防止因压力减小而出现骨折端的再移位。

（4）术后第1周内摄X线正、侧位片1～2次，发现问题及时纠正。

（5）术后2周，可进行肘、肩关节的功能锻炼。

（6）术后6～8周，摄X线片，确认骨折临床愈合后，可拆除骨折复位固定器，拔除克氏针。继续进行肩、肘关节的功能锻炼。

按语：肱骨干骨折经保守治疗多可愈合，但横断骨折由于受肢体远端的重力及旋转作用，有时可发生骨折延迟愈合；切开复位内固定治疗，骨折不愈合的发生率也较高。应用骨折复位固定器穿针外固定，可有效地避免骨折端的分离与旋转移位，给骨折愈合创造了良好的条件，而骨折端血液循环的好与差也是骨折愈合的另一重要条件，此法避免了切开复位对骨折端周围组织血运的破坏，因此具有良好的治疗效果。

（四）开放性肱骨干骨折

骨折复位固定器也适用于开放性肱骨干骨折，特别是患有多发损伤的病人，在权衡轻、重、缓、急等情况后应及早进行开放性伤口的外科手术治疗。其间需要注意以下问题。

（1）伤口的处理。开放性骨折伤口的具体处理方法因受伤时间、伤口大小及污染情况的不同而各异。一般伤口小于 2 cm 者，可按闭合性骨折处理；伤口较大，于伤后 6～8 小时，最迟不超过 12 小时就诊者，如果伤口污染不严重，可行彻底清创，闭合伤口；如果是超过 12 小时且严重污染的伤口或者枪伤，可在清创的基础上延期 1 周左右再缝合。

（2）骨折的处理。清创过程中要注意保护骨膜，尽量不做骨膜下剥离。不要轻易摘除碎骨块，即使是游离脱出的碎骨块，经彻底冲洗，用抗生素溶液浸泡后也可将其复位。应用骨折复位固定器外固定疗法的理由为：①可以在直视下对骨折端加压，骨折端稳定即可关闭伤口，固定可靠；②骨折端无内固定物而穿针又远离骨折端，可以降低局部感染的发生率；③由于无内固定物，从而避免了伤口内软组织的剥离，尽量多地保存了局部的血运，降低骨折的不愈合率；④伤口换药方便，同时便于观察上臂的肿胀程度及血运。

（3）术后处理。术后注射破伤风抗毒素。对伤口污染严重者，应警惕厌氧菌感染的可能，可以同时进行细菌培养和抗生素的药物敏感试验，做到合理用药。

其他处理原则依照骨折复位固定器外固定术后处理原则进行处理。

二、尺、桡骨骨折

依据骨折发生的部位，尺、桡骨骨折可分为尺桡骨干双骨折、桡骨干骨折及尺骨干骨折。

尺桡骨干双骨折（fracture of ulna and radius）为日常生活及劳动中常见的损伤，儿童及青壮年居多，有研究指出本病的发生与季节有一定相关性。

桡骨干骨折（fracture of radius）比较少见，因有尺骨支持，骨折端重叠移位不多，主要是肌力造成的旋转移位。在幼儿中多为不完全骨折或青枝骨折。

尺骨干骨折（fracture of ulna）多发生在尺骨下1/3，多由直接暴力所致。骨折可分为横行骨折、斜行骨折或粉碎性骨折。单纯尺骨干骨折极少见，骨折端移位较少见。

（一）尺、桡骨骨折常用治疗方法

1. 非手术治疗

对于儿童单纯尺骨干或桡骨干骨折及稳定无移位的尺桡骨干双骨折，可采取非手术治疗。目前临床常用的非手术治疗措施有手法整复，小夹板、石膏及功能支架（具）外固定。

2. 手术治疗

尺、桡骨骨折手术治疗的适应证包括：①开放性骨折；

②软组织严重挫伤而肢体肿胀严重者；③骨间膜严重撕裂，断端有异向分离移位者；④桡骨上 1/3 骨折或断端有软组织嵌入，反复手法复位失败者；⑤有移位的尺桡骨干双骨折；⑥成角大于 10°、旋转移位大于 10°、有移位的单一桡骨或尺骨骨折；⑦需做植骨手术的有骨质缺损的骨折或需做尺桡骨干长度均衡者；⑧某些病理性骨折，需要同时清除病灶者；⑨陈旧性骨折手法复位及小夹板外固定困难者。

目前普遍应用的手术治疗方法有：①切开复位、加压钢板螺钉内固定；②切开复位、锁定钢板内固定；③闭合/切开复位、髓内钉内固定。

3. 其他治疗

此外，尚有开放整复克氏针内固定、钢丝内固定、螺钉内固定等治疗方法，也有闭合复位后经皮内固定或穿针外固定架等微创治疗方法。

（二）孟氏疗法的适应证和禁忌证

1. 适应证

（1）软组织严重撕裂，肢体肿胀严重者。

（2）严重的开放性骨折。

（3）骨间膜严重撕裂，骨折端有异向分离移位者。

（4）桡尺骨上 1/3 骨折，经手法整复 2 次不成功者。

（5）陈旧性骨折畸形愈合，手法整复夹板固定有困难者。

（6）陈旧性骨折不愈合或延迟愈合，同时有内固定物存在且已电解、松动、弯曲、折断者，或断端硬化分离需外加压者。

2. 禁忌证

（1）稳定的无移位骨折。

（2）全身情况特别差，不能耐受手术及不能配合术后管理者。

（3）穿针部位有皮肤病或软组织感染者。

（4）小儿、精神异常病人及帕金森病人等不能配合术后管理者。

（5）严重凝血功能障碍者。

（三）孟氏疗法的具体操作

1. 术前准备

（1）前臂骨折复位固定器（图3－2）。

前臂骨折复位固定器为半环式框架结构，大部分零件采用铝合金，其余部分采用不锈钢、塑料制成，可以进行牵引、加压、侧方挤压及旋转调节，能够适应空间稳定结构的需要。

牵引加压部分包括腕部半环、肘部半环，以及两半环上相应的长弧形槽、锁针器，锁针器可在长弧形槽内调整至合适的位置，然后用固定螺母锁紧。两个半环由两根可调节支撑杆相连。肘部半环通过调节螺母与支撑杆上的螺纹配合，来调节其在支撑杆上的位置，其可调长度为15 cm。牵引、加压的作用是通过肘部半环带动其上的克氏针，改变其在支撑杆上的位置来

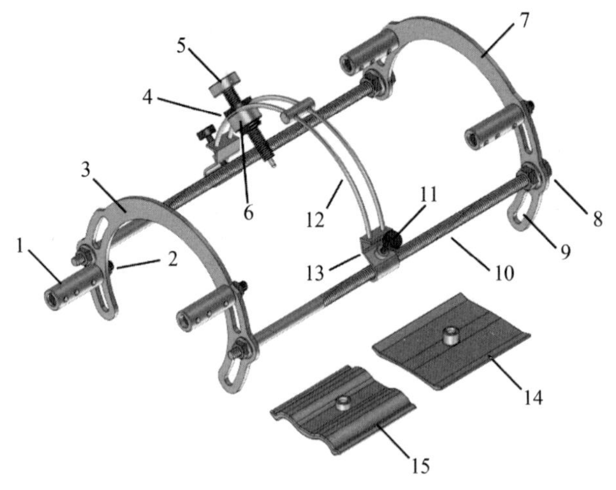

图 3-2　前臂骨折复位固定器

1—锁针器　2—固定螺母　3—腕部半环　4—压板定位螺母　5—压板定位螺栓　6—压板锁定螺母　7—肘部半环　8—调节螺母　9—长弧形槽　10—支撑杆　11—滑轨定位螺钉　12—滑轨　13—滑轨挂钩　14—弧形压板　15—蝶形压板

实现的。

侧方挤压部分由滑轨、滑轨定位螺钉、压板定位螺栓、压板定位螺母、压板锁定螺母等组成。滑轨两端的L形滑轨挂钩可在支撑杆上滑动，任意调节其位置，然后用滑轨定位螺钉紧固。压板定位螺母可以在滑轨上任意滑动，调节位置，再用其上的压板锁定螺母锁紧。用压板定位螺栓、压板定位螺母调整压板的固定方向，即可实现不同方向的侧方挤压。压板定位螺栓和压板的数量可根据需要增减，压板的形状亦可根据需要使用弧形、蝶形等。

（2）克氏针（直径为2~2.5 mm）、骨钻、骨锤及相应的消毒手术器械。

2. 基本程序

（1）手法复位。应根据骨折发生的部位，结合 X 线显示的主要类型、移位的方向和程度做好分析，麻醉生效后，对前臂的上 1/3 骨折采取旋后位牵引，中 1/3 与下 1/3 骨折采取中立位牵引，并都加以分骨，使前臂骨折初步复位，并由两助手维持牵引及夹挤分骨下的位置不变。

（2）定点画线。以标记笔标出进针点与出针点，再连成线，并用碘酒固定。近端定点在尺骨鹰嘴下方 2 cm 处的内外侧，与骨干垂直；远端定点在桡骨茎突上 1.5 cm 处及尺骨茎突上 1 cm 处。

（3）穿针与骨折复位固定器连接。

麻醉：一般采用局部麻醉或臂丛神经阻滞。

体位：病人仰卧，前臂外展 90°，屈肘 90°，由第一、二助手维持牵引及分骨。

穿针：针对上 1/3 骨折，使前臂处于旋后 60°位；针对中 1/3 与下 1/3 骨折，将前臂置于中立位，加以固定。于尺骨头近侧 1 cm，垂直于骨干向桡骨茎突穿针。进针时要稍靠背侧，并令腕部轻度屈曲，防止损伤掌侧的血管、神经。再于尺骨鹰嘴下方 2 cm 处由内而外垂直于骨干穿入另一枚克氏针，与前针平行。针穿好后，以无菌纱布覆盖针道，助手即可放开病人的肢体。助手与术者以移动式锁针器将克氏针与骨折复位固定器连接，使针、肢体、骨折复位固定器成为一体。

通过夹挤分骨，使骨间膜等宽，按前臂骨折的移位规律进行穿针，后将锁针器上的固定螺母加固旋紧。调整支撑杆上的调节螺母，加大两针间的垂直距离，对骨折进行牵引，同时利用皮肤、筋膜、肌肉、骨间膜的张力，使骨折端复位。只要按要求穿针，将前臂与骨折复位固定器连接为一体后，整复还是比较容易进行的。

对前臂较为复杂的移位骨折的病例，经过手法与器械结合，可完成复位和固定过程的80%~90%。可应用X线检查复位效果。

（4）手法复位。根据对X线片的分析，再对余下的10%~20%的不甚满意的畸形加以纠正，用手法纠正掌背侧或尺桡侧的残余移位，多可得到较为满意的复位效果。

（5）器械固定。在上述步骤完成后，根据骨折的类型和平面，于掌背侧放置蝶形或弧形压板，防止掌背侧移位，保持骨折端的稳定，并同时起到加强固定的作用。

完成“手法—器械—再手法—再器械”的程序，即构成弹性三维立体（X、Y、Z）固定体系。

3. 术后管理

（1）注意针道渗血、渗液情况，并及时换药，防止针道感染。

（2）术前、术后均应密切观察前臂肿胀情况，尽早判断有无骨筋膜室综合征形成，一旦发现，立即开放手术减压。

（3）术后鼓励病人经常用力握拳。

（4）根据前臂肿胀消退情况及时调整弧形压板的压力，防止因压力减小而出现骨折端的再移位。

（5）术后第 1 周内摄正、侧位 X 线片 1～2 次，发现问题及时纠正。

（6）术后 2 周，可进行肘关节屈伸及腕、肩关节的功能锻炼。

（7）术后 6～8 周，摄 X 线片，确认骨折临床愈合后，可拆除骨折复位固定器，拔除克氏针。继续进行肘、肩、腕关节的功能锻炼。

（四）特殊类型尺、桡骨骨折的治疗

对新鲜闭合性骨折、软组织肿胀严重、有骨筋膜室综合征风险者，应及时做骨筋膜室切开减张，然后用骨穿针骨折复位固定器治疗，可在直视下对骨折端牵引或加压至满意对位，保持断端稳定；然后以蝶形压板作用在断端处使骨间膜紧张，尺桡骨对线，维持对位，待肿胀消退后，二期关闭切口。

对于手法整复 2 次以上不成功者，不主张继续用手法复位，利用骨穿针外固定实行机械复位，调整轴向调节螺母，使断端重叠牵开，然后调整锁针器，纠正旋转畸形。此过程中可配合分骨、推挤手法，使断端对位，然后以蝶形压板维持至骨折愈合。

1. 对新鲜开放性骨折的处理

在清创的同时，分别在前臂远、近端穿针，与骨折复位固

定器连接，直视下对位，满意后还可适当加压，以利于骨折端稳定，再关闭伤口。伤口较大，软组织损伤严重的，先彻底清创，然后用骨折复位固定器牵引、整复、固定。对断端不稳定的粉碎性骨折，可暂时穿入髓内钉，维持轴向稳定，直视下断端稳定后，再考虑有条件时进行一期闭合伤口或留待二期处理。对有感染创面者，固定后可外敷抗感染的中药，待肉芽组织新鲜，二期植皮关闭伤口。

2. 对陈旧性骨折的处理

（1）单纯成角的畸形愈合，一般半年内的病例均可在臂从神经阻滞下进行闭合折骨、小夹板外固定。折骨时注意持续用力，不要用突然的冲击力，防止骨干其他部位发生骨折。对于畸形愈合时间较长、断端已骨性连接者，可行截骨术。在形成的夹角处进行楔形或斜行截骨，然后穿针，用骨折复位固定器固定。

（2）对于有重叠和旋转畸形愈合、断端已近骨性连接者，不宜行闭合折骨，以免造成更大的副损伤。可行切开截骨术，术中尽量避免或者少剥离骨膜，利用穿针骨折复位固定器治疗，直视下用轴向螺杆牵引，至对位满意，关闭切口。

（3）对于延迟愈合，首先应认真分析延迟愈合的原因。如果是内固定不适当（如钢板松动、弯曲、髓内钉弯曲等），可取出内固定物，穿针外固定；如果系外固定不合适，如石膏松动、断端极其不稳，小夹板控制局部剪力不理想，可改用穿针外固定。在取出内固定时，可在直视下对骨折轴向加压，断端稳定即可，不用广泛剥离骨膜，断端硬化者可切至新鲜骨面，无硬化者不需做特殊处理。闭合性骨折的延迟愈合在穿针外固定之前，可将骨折端轻轻摇摆，使之出现新鲜创面，然后穿针。在穿针外固定的同时，可以用电刺激或磁刺激等辅助方法，促使骨折加速愈合，亦可用中药内治，补肝肾，强筋骨。

（4）骨折时间 1 年以上，断端仍没有连接，触诊有异常活动，X 线片显示骨折端萎缩或硬化，髓腔闭死，可考虑为骨折不愈合。应通过手术处理断端，将硬化的骨端切至新鲜骨面，凿通髓腔。萎缩型的不愈合，应将假关节切除，同时做髓内外植骨，加用髓内钉维持轴向稳定（术后 4～5 周拔出），继续穿针外固定，加压至断端没有异常活动。

三、Monteggia 骨折

关于 Monteggia 骨折的具体定义，目前仍未统一。1814 年，意大利米兰的一位外科病理学家 Giovanni Batista Monteggia 观察并描述了 2 具尸体标本上的尺骨近端 1/3 骨折合并桡骨头前脱位的外伤性损害，此后便有了 Monteggia 骨折这一名称。随着研究的不断深入，对损伤机制及生物力学机制的不断认识及治疗手段、理念的更新，Monteggia 骨折的定义似乎一直在变化，但其实质愈发清晰，其核心概念是尺骨骨折合并桡骨头脱位。

（一）Monteggia 骨折常用治疗方法

1. 非手术治疗

对于儿童 Monteggia 骨折，闭合复位治疗效果是满意的，因此儿童 Monteggia 骨折大多数可采取非手术治疗。目前，非手术治疗仍以闭合复位、石膏或小夹板固定为主。

2. 手术治疗

对于成人新鲜 Monteggia 骨折，一般主张手术治疗。目前手术治疗的方法以钢板、螺钉内固定为主，亦有应用克氏针、髓内钉固定者。

（二）孟氏疗法的适应证与禁忌证

1. 适应证

（1）新鲜成人Ⅰ、Ⅱ、Ⅲ、Ⅳ型移位较轻的 Monteggia 骨折。

（2）经过手法复位、石膏与小夹板固定失败的骨折。

（3）软组织挫伤、肿胀严重的骨折。

（4）开放性骨折。

（5）陈旧性骨折畸形愈合。

2. 禁忌证

（1）闭合复位后稳定的儿童 Monteggia 骨折。

（2）全身情况特别差，不能耐受手术及不能配合术后管理者。

(3) 精神异常病人及帕金森病人等不能配合术后管理者。

(4) 穿针部位有皮肤病或软组织感染者。

(5) 严重凝血功能障碍者。

(三) 孟氏疗法的具体操作

1. 术前准备

参见“尺、桡骨骨折”。

2. 基本程序

(1) 手法复位。由两助手做持续牵引，纠正尺骨的短缩与成角，术者按压桡骨头使之大致复位。对于伸直型，向背尺侧按压；对于屈曲型，向尺掌侧推挤；对于内收型，向尺背侧挤按。位于远端的助手（第一助手）做肘关节相应的屈曲、伸展及外展的牵引以配合，使骨折和脱位得到大致的复位。

(2) 定点画线。以记号笔标出进针点与出针点，再连成线，用碘酒固定后，常规碘酒、酒精消毒，铺无菌巾，显露近端、远端穿针部位。

(3) 穿针与骨折复位固定器连接。在穿针时，须将前臂远端置于旋后位，自桡骨茎突上 1.5 cm 处穿入，至尺骨茎突上 1 cm 穿出。进针时要稍靠背侧，并令腕部轻度屈曲，防止损伤掌侧的血管、神经。穿针时，第一助手要将尺桡骨远折端做分骨状并维持之，以防两骨靠拢。近端穿针部位选尺骨鹰嘴下 2 cm，由尺侧穿入，尽量与前针平行，且要给桡骨头还纳原位留有余地。

穿针后，上固定器，根据固定需要将前臂置于骨折复位固定器上，进行牵引，纠正尺骨的重叠和成角畸形。根据 Monteggia 骨折的病理解剖特点，要想使脱位的桡骨头完全复位，可适当地延长尺骨。

（4）手法复位。根据对 X 线片的分析，再以手法纠正掌背侧或尺桡侧的残余移位，多可得到较为满意的复位效果。在不需助手牵引的情况下，伸直型向背尺侧按压，屈曲型向尺掌侧推挤，内收型向尺背侧挤按，纠正残余移位。

（5）器械固定。在上述步骤完成后，根据骨折的分型，在掌背侧放置弧形压板，防止掌背侧移位，保持骨折端的稳定，并同时起到加强固定的作用。完成“手法—器械—再手法—再器械”的程序，构成弹性三维立体固定体系。

3. 术后管理

参见“尺、桡骨骨折”部分。

（四）特殊类型 Monteggia 骨折的治疗

1. 6 个月以内的陈旧性 Monteggia 骨折

6 个月以内的陈旧性 Monteggia 骨折，多因初期复位或固定不当，造成尺骨成角畸形、桡骨头脱位。此类病人骨折愈合尚未十分坚强，多可应用手法折断骨痂，再用穿针与骨折复位固定器牵引，纠正尺骨成角，恢复尺骨长度，则桡骨头复位。

尺骨畸形愈合手法折骨要点：需在充分麻醉下进行，以三角形木块放置于成角顶点部位，按压角的两边，加大成角，破坏部分已愈合的骨痂，使之松动，再将木块置于相反方向，以相反的手法使骨痂折断。如此反复，直至畸形端松动为止。应用此法，不用暴露骨折端，也无须截骨，故断端组织之间仍有一定的连续性，这有利于骨折的固定，也可缩短骨折的愈合时间。

2. 6个月以上的陈旧性Monteggia骨折

6个月以上的陈旧性Monteggia骨折因病程较长，病理变化复杂，骨折愈合坚强，已不能用手法折骨，故需用截骨术来治疗。

手术入路选择肘后（Boyd氏）入路暴露法。暴露后，对尺骨畸形部分做冠状面（前后面）长斜行截骨，不做楔形切除。截骨线应取尺骨鹰嘴背侧短、掌侧长的截面，以防穿针牵引时近侧骨折块向背侧移位，从而纠正尺骨短缩与成角畸形。另可行横断截骨，取髂骨骨块做镶嵌植骨，以克氏针纵行穿通尺骨鹰嘴、植骨块和尺骨干，再以骨折复位固定器固定。多数病例可一次完成复位与固定，但对畸形较严重的病例可行逐步牵伸延长，做分期复位与固定，以防出现软组织过于紧张造成的神经血管牵拉症状。

四、Galeazzi骨折

Galeazzi骨折（盖氏骨折）指桡骨中下1/3骨折合并下尺桡关节脱位。Campbell称此为“必须骨折”，因他确信这种损伤必须手术治疗。Galeazzi 骨折是较常见的损伤，其发生率约是 Monteggia 骨折的 6 倍。

（一）Galeazzi 骨折常用治疗方法

1. 非手术治疗

发生于儿童的桡骨远端的青枝骨折合并尺骨头骨骺分离的类型常采取非手术治疗，即采用手法整复、小夹板或石膏外固定。

2. 手术治疗

目前，国内外学者均主张对 Galeazzi 骨折采取手术治疗，常用的手术治疗方法有：①切开整复，钢板螺钉内固定；②切开复位，克氏针内固定；③切开复位，髓内钉内固定；④切开/闭合复位，外固定支架固定。

Galeazzi 骨折治疗方法包括石膏、小夹板、钢板螺钉内固定及髓内钉内固定等，但并发症很常见，有学者指出并发症发生率约为 39%，包括骨折不愈合、骨折畸形愈合、肢体感染、下尺桡关节不稳定、取出钢板后再骨折以及手术相关的血管神经损伤。

（二）孟氏疗法的适应证与禁忌证

1. 适应证

（1）伴有严重软组织损伤的新鲜骨折。

（2）外固定失败，再移位 2 次以上的闭合性骨折。

（3）骨折畸形愈合、延迟愈合或不愈合者。

（4）下尺桡关节严重损伤者。

2. 禁忌证

（1）稳定或复位后稳定的儿童 Galeazzi 骨折。

（2）全身情况特别差，不能耐受手术及不能配合术后管理者。

（3）小儿、精神异常病人及帕金森病人等不能配合术后管理者。

（4）穿针部位有皮肤病或软组织感染者。

（5）严重凝血功能障碍者。

（三）孟氏疗法的具体操作

1. 术前准备

参见“尺、桡骨骨折”。

2. 基本程序

（1）手法复位。由两助手做持续牵引，第一助手握住病人的拇指与大鱼际，用力拔伸牵引，后配合尺偏，术者用夹挤分骨的方法对桡骨短缩和成角畸形进行纠正，在维持牵引下，向掌侧和桡侧按压尺骨头，使已脱位的尺骨头还纳到桡骨的尺切迹内。

（2）定点画线。在维持整复位置的基础上，以标记笔标出进针点与出针点，再连成线，并用碘酒固定，后行常规碘酒、酒精消毒，铺无菌巾，显露近端、远端穿针部位。

（3）穿针与骨折复位固定器连接。在两助手牵引和分骨下，纠正桡骨短缩和向尺侧成角畸形的同时，使下尺桡关节得以复位。自桡骨茎突上 1.5 cm 处穿入，至尺骨茎突上 1 cm 穿出，Galeazzi 骨折的几种移位均得到恢复。进针时要稍靠背侧，并令腕部轻度屈曲，防止损伤掌侧的血管、神经。穿针时第一助手要将尺桡骨远折端做分骨并维持之，以防两骨靠拢。近端穿针部位选尺骨鹰嘴下 2 cm，由尺骨向桡侧穿入，尽量与前针平行。两枚克氏针的直径以 2 mm 为宜，可用低速电钻或手摇钻钻入，也可用锤子直接打入。

针穿好后，与固定器连接，根据需要将前臂置于骨折复位固定器上进行牵引，纠正桡骨的重叠和成角畸形。基于 Galeazzi 骨折的病理解剖特点，要想使脱位的尺骨头完全复位，可适当地延长桡骨，因桡骨远端下移并恢复其长度后，尺骨头多可自动复位。

（4）手法复位。根据对 X 线透视影像的分析，再以手法纠正掌背侧或尺桡侧的残余移位，多可得到较为满意的复位效果。在不需助手牵引的情况下，对尺骨头向背侧移位者用按压法，对尺骨头向掌侧移位者用端提法，对尺桡分离者用捏合法，纠正残余移位。

（5）器械固定。在上述步骤完成后，根据骨折的分型，在掌背侧放置弧形压板，防止掌背侧的移位，保持骨折端的稳定，同时起到加强固定的作用。完成“手法—器械—再手法—再器械”的程序，可谓复位一毕，固定即始。

3. 术后管理

参见“尺、桡骨骨折”部分。

（四）特殊类型 Galeazzi 骨折的治疗

1. 6 个月以内的陈旧性 Galeazzi 骨折

陈旧性 Galeazzi 骨折多因初期复位或固定不当，造成桡骨成角畸形，下尺桡关节脱位。此类病人骨折愈合尚未十分坚强，多可应用手法折断桡骨，再用穿针与骨折复位固定器牵引，纠正桡骨成角，恢复桡骨长度，则尺骨头复位。穿针直接将桡尺两骨固定在一起，更有利于保持下尺桡关节的解剖学位置，为三角韧带与腕的掌背侧横韧带的修复创造有利条件。

桡骨畸形愈合手法折骨要点：需在充分麻醉下进行，以三角形木块放置于成角顶点部位，按压角的两边，加大成角，破坏部分已愈合的骨痂，使之松动，再将木块置于相反方向，以相反的手法使骨痂折断。如此反复，直至畸形端松动为止。应用此法，不用暴露骨折端，也无须截骨，故断端组织之间仍有一定的连续性，有利于骨折的固定，也可缩短骨折的愈合时间。

2. 6 个月以上的陈旧性 Galeazzi 骨折

6 个月以上的陈旧性 Galeazzi 骨折因病程较长，病理变化较复杂，骨折愈合较坚强，已不能用手法折骨，故需以截骨术来治疗。以桡骨畸形处为中点，取桡背侧弧形切口入路暴露法，根据骨折的不同病理变化，采取不同的截骨术式：①对于畸形愈合不甚坚强者，可用骨端分离法矫正畸形；②对于畸形愈合坚强者，包括髓腔已通的，可用长斜行截骨或 U 形截骨矫正畸形，在下尺桡关节与尺骨鹰嘴穿针，以骨折复位固定器固定。一般可一次矫正畸形，恢复其解剖学形态。若一次矫正有困难，可分次进行，直至畸形矫正满意为止。

五、桡骨远端骨折

桡骨远端骨折（distal radius fracture）是指发生于旋前方肌近侧缘以远、约距桡骨远端关节面 3 cm 以内的骨折，是临床上最常见的骨折之一，发病率约为 1.44%，占全身骨折的 6.7%~11%，约占急诊骨折病人的 1/6，女性发生率高于男性，好发于中老年人，多由间接外力引起。

依据骨折受伤机制及移位情况，桡骨远端骨折有如下分型：①伸直型桡骨远端骨折（Colles 骨折）（图 3－3）；②屈曲型桡骨远端骨折（Smith 骨折）（图 3－4）；③骨折脱位型桡骨远端骨折（Barton 骨折）（图 3－5）。Barton 骨折是指桡骨远端背侧缘或掌侧缘骨折片连同腕骨向背侧或掌侧脱位或半脱位，根据损伤部位分为：桡骨远端掌侧缘骨折脱位（掌侧型 Barton 骨折）与桡骨远端背侧缘骨折脱位（背侧型 Barton 骨折）。

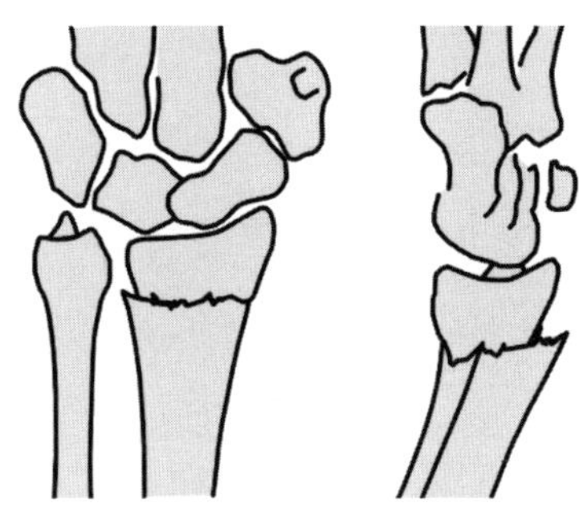

图 3-3　Colles 骨折示意

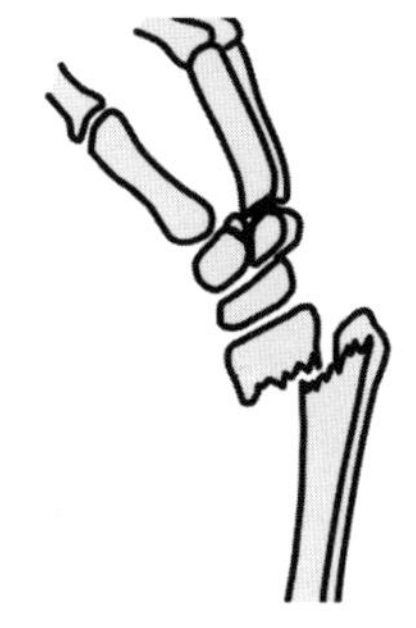

图 3-4　Smith 骨折示意

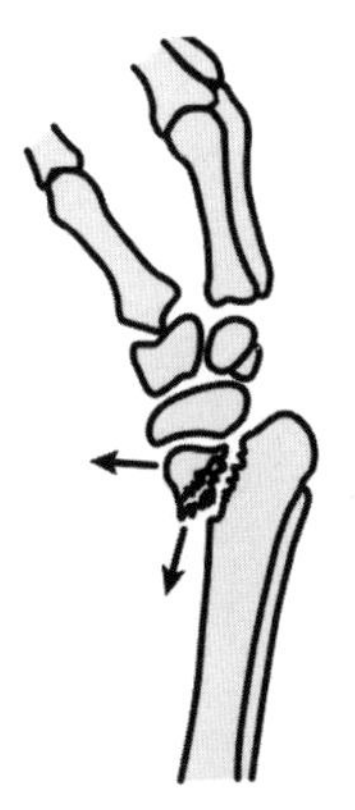

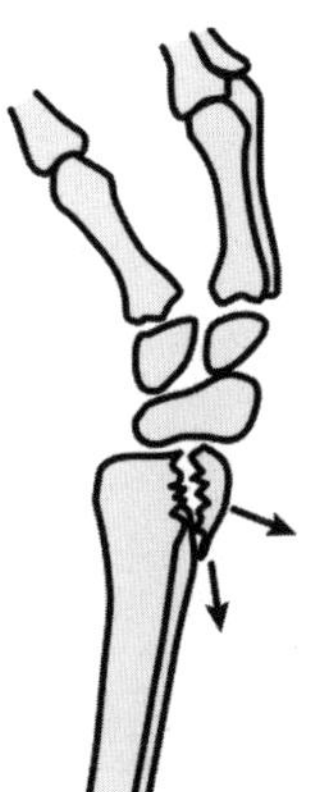

图 3-5　Barton 骨折示意

（一）桡骨远端骨折常用治疗方法

1. 非手术治疗

绝大多数的新鲜桡骨远端骨折均可采用非手术治疗，目前临床常用的非手术治疗方法有：①闭合手法复位、小夹板外固定；②闭合手法复位、石膏外固定；③闭合手法复位、支具外固定。

2. 手术治疗

桡骨远端骨折手术治疗指征相对较少，对于开放性骨折、合并神经血管损伤、发生骨筋膜室综合征者及某些不稳定型骨折，如复杂的关节内骨折、合并下尺桡关节分离、合并桡腕关节脱位、陈旧性骨折等，夹板或石膏固定后发生再次移位、复位位置丢失或桡骨短缩、骨折畸形愈合的可能性较高，应选择手术治疗。

目前常用的手术治疗方法有：①闭合/切开复位，钢板（T 形钢板、π 形钢板、锁定钢板等）螺钉内固定；②闭合/切开复位，克氏针、髓内钉内固定；③外固定架固定或经皮微创内固定。

此外，尚有骨水泥填塞、石膏或夹板外固定、关节镜下复位固定及人工腕关节置换等治疗方式，临床应用较少。

（二）孟氏疗法的适应证和禁忌证

1. 适应证

（1）新鲜的开放性骨折。

（2）软组织挫伤、肿胀严重的骨折。

（3）关节面粉碎必须依靠牵引维持其稳定和关节面平整的骨折。

（4）手法复位、夹板或石膏外固定后再度移位者。

（5）陈旧性骨折畸形愈合。

2. 禁忌证

（1）稳定的无移位骨折或经手法复位后稳定的骨折。

（2）全身情况特别差，不能耐受手术及不能配合术后管理者。

（3）小儿、精神异常病人及帕金森病人等不能配合术后管理者。

（4）穿针部位有皮肤病或软组织感染者。

（5）严重凝血功能障碍者。

（三）孟氏疗法的具体操作

1. 麻醉方法

采用臂丛神经阻滞或局部麻醉。

2. 体位

麻醉生效后取仰卧位，肩外展90°，肘屈曲90°，置前臂于旋前位，沿前臂轴向牵引3~5分钟，术者用牵抖法或提按合骨法充分纠正旋转与短缩畸形后，将前臂平放于小手术台上。

3. 穿针

常规消毒铺巾下，取直径2 mm的克氏针1枚，在尺骨鹰嘴部由尺侧向桡侧穿过尺骨，注意勿损伤尺神经；再取同样直径的克氏针1枚，在第2、3掌骨颈部由尺侧向桡侧钻过第2、3掌骨，穿针要求针体与掌骨轴线的垂线呈20°左右，桡侧偏高，以利于维持腕关节的尺偏位，以无菌敷料覆盖针道口。

4. 安装复位固定器

将前臂置于中立位，安装前臂骨折复位固定器并进行纵向牵引，纠正短缩畸形后，再辅以手法纠正残余移位，放置掌、背侧压板维持腕关节于轻度掌屈位，以恢复桡骨远端关节面的掌倾角度。

5. 术后管理

术后用三角巾悬吊前臂，抬高患肢，待麻醉恢复后即鼓励病人进行手指屈伸活动及肩、肘关节活动。术后第 3 天更换针道口敷料 1 次，以后每隔 5 ~ 7 天用碘酒、酒精擦拭针道口周围皮肤，以无菌干纱布更换敷料，保持针道皮肤清洁、干燥，如针道有渗出或感染表现应及时换药，必要时适当用抗生素治疗，一般能很快控制。术后根据 X 线片调整外固定器及压板的位置，新鲜骨折一般需固定 6 ~ 7 周。

（孙　研）

第二节　骨折复位固定器疗法治疗下肢骨折

一、股骨颈骨折

股骨颈骨折（femoral neck fracture）是临床常见骨折之一，

多发生于老年人，骨质疏松致骨的脆性增加为其发病的重要原因。股骨颈骨折预后常见的并发症为：①骨折不愈合；②晚期股骨头缺血性坏死。

（一）股骨颈骨折常用治疗方法

1. 保守治疗

大多数股骨颈骨折需要手术治疗。只有少数无移位骨折和外展嵌插的稳定型骨折可进行 8～12 周的卧床保守治疗。目前，如果有手术条件，即使是 Garden Ⅰ型和Ⅱ型骨折也应当选择手术治疗，为老年病人及早下地活动创造条件。

2. 手术治疗

（1）闭合复位内固定。Smith-petersen 首创应用三刃钉内固定治疗股骨颈骨折后，股骨颈骨折治疗方法不断改进，内固定治疗股骨颈骨折已成为常规方法之一。目前最为常用的手术方法为闭合复位、三枚空心钉内固定的微创治疗。

（2）切开复位内固定加肌骨瓣移植。适用于 50 岁以下，尤其是青壮年病人的股骨颈头下型或头颈型骨折、骨折不易愈合并有股骨头坏死可能者，或陈旧性股骨颈骨折不愈合者。

（3）人工关节置换术。20 世纪 60 年代以来，多数学者认为人工关节置换术是老年股骨颈骨折的首选治疗方法。由于病人可以早期下床活动，减少了卧床时间长引起的多种并发症，因此可较快恢复正常生活自理能力，提高生活质量。

（二）孟氏疗法的适应证和禁忌证

1. 闭合复位力臂式固定器穿针固定法

（1）适应证。①新鲜股骨颈囊外骨折；②新鲜股骨颈囊内骨折属 Garden Ⅰ、Ⅱ型者；③新鲜颈中骨折属 Garden Ⅲ型者；④以上病人伤前应具备行走能力，且排除严重的全身器质性疾病。

（2）禁忌证。仅在病人身体条件极差、无法耐受手术时存在禁忌。

2. 切开复位、缝匠肌蒂骨瓣移植、穿针外固定法

（1）适应证。①新鲜颈中骨折属 Garden Ⅳ型者；②新鲜头下骨折属 Garden Ⅲ、Ⅳ型者；③陈旧性股骨颈骨折，骨折处无明显吸收、股骨头无坏死征象者。

（2）禁忌证。仅在病人身体条件极差、无法耐受手术时存在禁忌。

3. 麦氏截骨、穿针外固定疗法

（1）适应证。①陈旧性股骨颈骨折不愈合，骨折处已有部分吸收，但股骨头无坏死征象，形态正常，无髋关节骨性关节炎者；②病人全身情况允许行该手术者。

（2）禁忌证。仅在病人身体条件极差、无法耐受手术时存在禁忌。

（三）孟氏疗法的具体操作

1. 闭合复位力臂式固定器穿针固定法

（1）骨折复位。一般采用牵引和手法两种方法，骨折远端移位采用前者，近端旋转移位采用后者。

1）持续牵引：分为皮肤牵引和骨牵引，一般应在术前即行持续牵引复位。

2）手法复位：应配合适宜的麻醉，一般在穿针固定术之前进行。

①纠正股骨头在冠状面的旋转移位：如股骨头呈内收位，先在略内收位牵引，牵引力量要持续稳定，当骨折牵开后，术者用双手环抱骨折远端用力向外牵引，外展髋关节至外展位。如股骨头呈外展移位，助手在患髋外展位牵引，术者向外牵拉骨折远端，并令助手内收病人髋关节至中立位。

②纠正股骨头在矢状面的旋转移位：股骨头前屈移位，牵引时应使髋关节在屈曲位下进行。

③纠正股骨头在横截面的旋转移位：在横截面上的旋转移位，多数是远端外旋带动股骨头内旋移位，对于这种移位，一般只要将远端内旋至旋转中立位，或略内旋位即可纠正。

（2）骨折固定。股骨颈骨折复位后，经 X 线检查达到复位标准，即可行穿针固定术。

1）固定术时机的选择。闭合复位穿针固定术的时机，应与骨折手法整复同时进行。

2）麻醉。可以选用局部浸润麻醉、硬膜外麻醉。

3）定点画线。复位后，应由两助手维持患肢体位。术者用标记笔在腹股沟中点股动脉搏动处外下 1 cm 定第 1 点；在大腿外侧大粗隆顶点下 3 cm 定第 2 点；大粗隆顶点下 5 ~ 6 cm 定第 3 点；股骨外侧髁上 8 ~ 10 cm 阔筋膜张肌后缘定第 4 点。取第 1 枚骨圆针放在第 1、2 点的皮肤连线上，第 2 枚针放在第 1、3 点的皮肤连线上，并测量第 1 至 2、3 点的距离，加以记录。将第 3 枚针放在第 4 点上，使之与大腿纵轴垂直。针放好后用橡皮膏粘贴固定，摄髋关节正位 X 线片观察，调整针的投影位置，使第 1 枚针的投影紧贴股骨颈外侧骨皮质之下，第 2 枚针的投影紧贴颈内侧骨皮质之上，并通过股骨距。X 线透视下观察调正，更为方便。针的投影位置理想后，用标记笔沿 3 枚针画线，分别连接第 1、2 点，第 1、3 点，再以碘酒将所画线固定（图 3－6）。

4）消毒铺巾。病人取仰卧位，患肢用牵引架固定，消毒范围应覆盖脐部及膝关节以下。

5）穿针固定。遵守无菌操作原则。在牵引架或两助手维持患肢体位下，再由另一助手在健侧固定病人臀腰部。术者穿针前应测量针的长度，并预计进针深度。用低速电钻或手摇钻在大腿外侧大粗隆下 3 cm，即所画第 1、2 点的连线处穿第 1 枚骨圆针，在第 2 点处直接把针刺入软组织至骨质表面，再沿所画线方向进针，进针时凭手感估计针的位置，并参考所测的

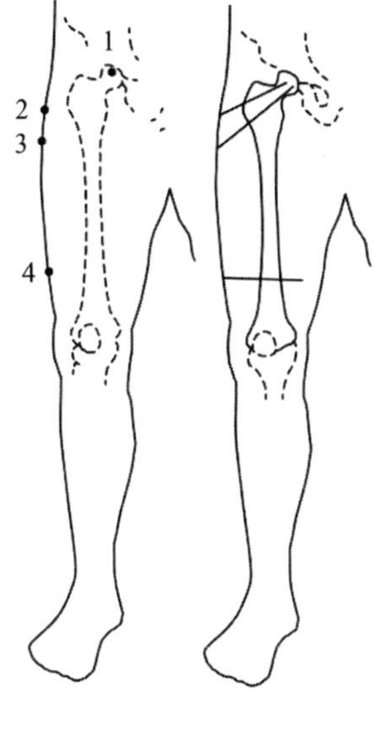

图 3－6　股骨颈骨折定点画线

进针长度。开始进入骨皮质时阻力较大；穿透皮质进入骨小梁区时阻力略小；穿过骨折线时有落空感；针进入股骨头内后阻力增大。未达到预计的进针深度时，针落空后阻力持续减小，说明针可能穿出骨外。当进针深度较所测量的进针长度短 1～2 cm 时即可停止进针。在第 3 点处穿入第 2 枚骨圆针，沿第 1、3 点所连线的方向穿入。针进入骨皮质后，通过股骨距时阻力变大，越过股骨距后手感与第 1 枚针穿入时一样。穿这两枚针时要考虑到前倾角的影响，使针向前倾斜 10°～15°，顺应股骨近端的解剖形状。上端 2 枚针是固定的关键，一定要保证针在股骨近端内的位置。如患肢处于旋转中立位，穿针时应略向后倾斜，以防向前穿出。因此，术前应摄股骨颈的正位片、轴位片，观察并测量其前倾角、颈干角，若发现异常，及时采取相应的措施。

上端2枚针穿入固定后，可略活动其髋关节，如针在骨内位置良好，活动时可有整体感和联结感，助手放松牵引，患肢不再发生外旋畸形，此时可行X线透视，证实针的位置。如距股骨头软骨下尚有1~2 cm，可用骨锤轻轻叩入，使针尖到达软骨下骨质即停止进针。

在大腿下端外侧第4点处穿入第3枚骨圆针，使针与股骨下段轴线相互垂直，进针部位应避开髂胫束，以免影响膝关节活动。此处为皮质骨，切忌用骨锤打入，以免引起骨干劈裂骨折等医源性损伤。当穿通外侧骨皮质进入髓腔后有一明显落空感，针的深度以穿透内侧骨皮质，露出针尖2 mm为宜。术后此针常影响患肢膝关节活动，究其原因为针穿入周围软组织，膝关节活动时软组织受到牵拉。因此，当此针穿好后，在麻醉下被动大幅度屈伸膝关节数次，松解针周围的软组织（图3-7）。

穿针完毕后，将针道皮肤向外展平。如针道周围皮肤有明显受压、牵拉时，可用尖刀将受压侧皮肤和软组织切开，缓解针对皮肤的压迫和牵拉，以减少针道的渗液和感染。若切口过大，当压迫、牵拉缓解后，可将皮肤缝合，尽量密闭针道。

确信穿针质量好后，用敷料覆盖针道，即可把力臂式固定器固定在3枚骨圆针上。先把锁针器套在主体杆件上，拧松针栓、螺帽，将骨圆针尾穿入针栓内，调节锁针器的位置，使针

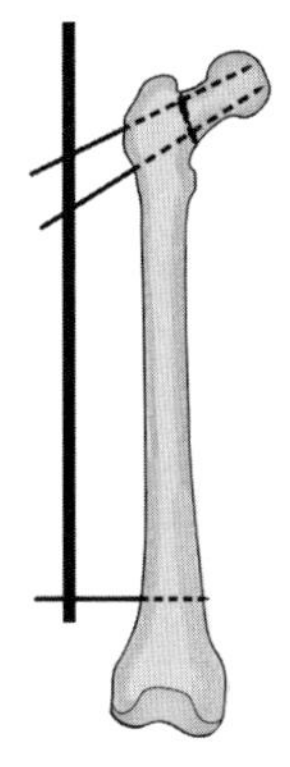

图3-7　股骨颈骨折穿针示意

道周围的皮肤处在松弛状态下，安装力臂式固定器，使其与大腿外侧皮肤平行，二者相距约0.5 cm。拧紧针栓、螺帽，把骨圆针、力臂式固定器和伤肢固定在一起，旋紧两端的调节螺母，短缩主体杆件，使上端2枚针和下端1枚针间距变小，产生一定压力，提高固定强度，预防滑针。再次活动患髋关节，证实固定良好，可将针尾剪短，橡皮膏粘贴，以免划伤邻近皮肤。

（3）术后护理。

1）体位。术后取平卧位，将患肢放在中立或略外展位。

2）针道护理。针道感染是本疗法的主要并发症。一般穿针术后1～4周是针道渗液最多时期，渗液为黄色稀薄无味的液体。应根据渗液的多少决定换药间隔时间，渗液较多者可每日换药1次，少者可2～3天换药1次。换药时用碘酒、酒精外涂周围皮肤和针尾，用无菌敷料封闭针道，注意无菌操作。

5 周后针道渗液渐少，皮肤与针之间结痂，此时感染机会减少，每周换药 2 次即可。

另外，滑针也是固定失败的原因，临床并不多见。预防滑针的方法是换药时注意针的固定情况。如针的压力消失，可适当旋紧两端的长度调节螺母，始终保持针对骨的压力，增大摩擦力；如针部分外滑，可拆除固定器，把针尾彻底消毒后，向内侧推进骨圆针，重新固定力臂式固定器。

（4）功能锻炼。一般年轻体壮的病人在穿针固定术后 3 天即可扶双拐下地，进行患肢免负荷功能锻炼；年老体弱者可适当延长下地时间，术后 10 天左右下地。

首次下床时应由医护人员指导进行。锻炼 3 ~ 4 周后，可以逐渐向正常步态过渡，健足可迈过患足，但患肢仍应避免负重。3 个月后骨折初步愈合，X 线检查见骨折线模糊，骨小梁通过骨折线，并已连续。骨折完全达到临床愈合后，也应扶单拐行走 1 年以上。股骨头坏死常出现在骨折后 1 ~ 3 年，这段时间，患侧肢体不宜负重过久、过大，以减少此症的发生。

（5）力臂式固定器的拆除。一般在固定术后 3 ~ 4 个月，骨折已基本愈合，此时即可拆除力臂式固定器，拆除之前应详细进行检查，并参考 X 线片，确证愈合后方可拆除。

2. 切开复位、缝匠肌蒂骨瓣移植、穿针外固定法

（1）术前准备：①持续牵引；②全身治疗；③皮肤准备。

（2）体位与麻醉。病人取平卧位，患侧臀下垫枕，患肢

中立位，一般采用硬膜外麻醉。

（3）手术方法。

1）切口与显露。采用改良 Smith 切口，沿阔筋膜张肌与缝匠肌的间隙，向深部解剖，分离股外侧皮神经，分离时尽量予以保护，寻找旋股外侧动脉升支，予以切断、结扎。向上游离外侧一束缝匠肌至髂前上棘，注意分离保护旋髂浅动脉，保留该动脉进入髂前上棘附近的分支。将髂前上棘外侧髂嵴连同缝匠肌束附着处一起凿下，向下牵拉，并把切口两侧肌肉牵开，即可暴露髋关节囊前壁。十字切开关节囊，暴露骨折远端、股骨头和髋臼上缘。

2）复位与固定。骨折端暴露后，直视下复位骨折移位，至解剖复位。继续对抗牵引，维持体位。在骨折的远近端的前侧凿一长约 3 cm、宽约 1 cm、深约 2 cm 的骨槽，再向近端掏入 1 ~ 2 cm，保留股骨颈前壁骨皮质，以整个骨槽能容纳骨瓣为度。使骨瓣完全植入骨槽内，防止骨瓣滑脱出槽，固定骨折端。穿针固定与闭合穿针操作相同，逐层关闭手术切口。

（4）术后护理及其他。

1）体位。术后置患肢于旋转中立位。

2）拆线。术后 2 周左右，皮肤切口愈合即拆除皮肤缝线。

3）其他术后管理同闭合复位力臂式固定器穿针固定法。

3. 麦氏截骨、穿针外固定疗法

（1）术前准备。

1）术前备血。

2）如为内固定失败者，应详细观察正、侧位 X 线片，确定内固定物所处位置，以便手术时将其取出。

（2）体位和麻醉。病人仰卧于手术台上，患臀及大腿下垫枕，抬高患肢，采用硬膜外麻醉或蛛网膜下腔阻滞。

（3）手术方法。

1）手术切口。取髋关节外侧切口，上端起于大粗隆顶点上 5 cm，向下延长 10～12 cm。

2）显露。沿切口方向切开皮肤、皮下组织的筋膜，将皮瓣向前后牵开，暴露阔筋膜。用剪刀纵向剪开，暴露股外侧肌，切开股外侧肌，暴露股骨，显露股骨近端直至小粗隆之上。

3）截骨。用手触摸大、小粗隆的位置，确定大粗隆基底部和小粗隆上缘，将大粗隆基底部下约 2 cm 和小粗隆上缘连成直线，此即截骨线。先用小而薄的骨刀切断小粗隆上缘的骨皮质，再沿截骨线由内向外轻凿出截骨标志线，用薄骨刀从大粗隆下沿截骨线向内截断股骨近端。

4）穿针固定。嘱一助手固定病人双腋部，另一助手握患侧小腿，二人先在中立位下对抗牵引，使上下截骨面略分离后，再令牵引小腿的助手外展患肢，当下截骨面内移托住上截骨面的内 2/3 时，即可放松牵引。

穿针固定可在直视下进行，第 1 枚针由截骨面上 3 cm 处穿入，于股骨颈外侧骨皮质下，经过骨折线，到股骨头内即可；第 2 枚针在截骨面下 2 cm 处穿入，经截骨面至股骨颈，位于股骨颈内侧骨皮质之上，直至股骨头内。

穿针固定好后，冲洗伤口，逐层缝合组织，关闭切口。将力臂式固定器固定好。

(3) 术后护理。同闭合复位力臂式固定器穿针固定法。

二、股骨粗隆间骨折

股骨粗隆间骨折（intertrochanteric fracture，ITF）又称转子间骨折，指自股骨颈基底部至小转子水平以上的部位发生骨折，常见于老年人，女性多于男性。

（一）股骨粗隆间骨折常用治疗方法

1. 保守治疗

保守治疗的病人卧床时间长，护理极为不便，且并发症发生率及病人病死率高，保守治疗 1 年的死亡率约为 29.6%，骨折愈合后多伴发髋内翻、髋外旋、患肢短缩等畸形或膝关节僵硬等并发症。

通常采用下肢皮牵引或骨牵引治疗，固定下肢于旋转中立位；对于不能耐受持续牵引的病人，也可以穿丁字鞋将下肢固定于中立位制动。固定期间积极预防长期卧床的并发症，如坠积性肺炎、尿路感染、血栓形成等。

2. 手术治疗

近年来学者普遍认为，除非病人有明显的手术禁忌证，否则均应积极尽早手术治疗，减少病人的卧床时间，降低并发症发生率及病人的病死率。

股骨粗隆间骨折手术治疗的根本目的是复位后对股骨粗隆间骨折进行牢固的固定，减少卧床产生的并发症。

（二）孟氏疗法的适应证和禁忌证

1. 适应证

（1）闭合性股骨粗隆间骨折。

（2）新鲜开放性骨折。

（3）软组织挫伤、肿胀严重的骨折。

（4）陈旧性骨折畸形愈合。

2. 禁忌证

（1）严重骨质疏松者。

（2）大粗隆纵行劈裂的Ⅲ型、V型骨折。

（3）一般情况极差，不能耐受麻醉和手术者。

（三）孟氏疗法的具体操作

1. 治疗时机的选择

一般认为，尽早完善术前准备，手术时机越早越好。

2. 麻醉方法

采用硬膜外阻滞、蛛网膜下腔阻滞或者全身麻醉。

3. 体位

病人取仰卧位，下肢置于骨科牵引手术床上。

4. 骨折复位

采用闭合手法整复，将远端移位纠正，恢复正常的颈干角和前倾角，断端对位准确，骨折即达到复位要求。复位方法包括：①手法复位；②牵引复位，即在牵引下内旋或外展患肢，配合手法推挤复位，大多数病人运用牵引床复位都会获得满意结果。

5. 穿针固定

（1）顺粗隆间骨折。骨折复位后进行定点画线和穿针（与股骨颈骨折复位方法完全相同），顺粗隆间骨折是骨折复位固定器疗法的最佳适应证（图3－8）。

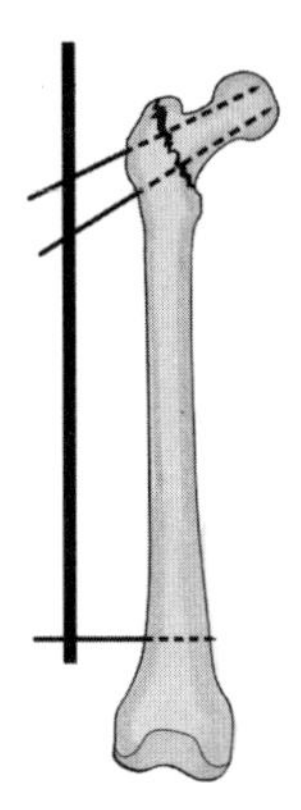

图3－8　顺粗隆间骨折穿针示意

（2）逆粗隆间骨折和粗隆下骨折。骨折线低并呈横断或斜行，上端2枚针应交叉穿入。定点画线以骨折线为中心，逆粗隆间骨折第1点在大粗隆顶点下3 cm处，第2点在大腿内侧距耻骨下缘约2 cm处，连接两点并于中间放1枚骨圆针。第3点在大粗隆顶点下7 cm处，第4点在腹股沟中点外下2 cm处，在第3、4点间放第2枚骨圆针。第3枚针在股骨下端，与股骨颈骨折的穿针部位相同，在X线透视监视下进行，观察针投影的位置，如不理想可适当调整（图3-9）。

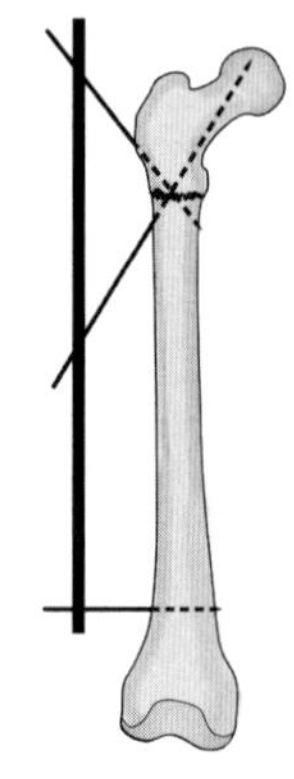

图3-9　逆粗隆间骨折和粗隆下骨折穿针示意

（3）顺粗隆间粉碎性骨折。顺粗隆间粉碎性骨折属极不稳定的骨折，复位时要尽量使骨折对位，以增加股骨上端内侧柱的支撑作用。穿针时要使上端的针在股骨颈中部相交叉，针尖至股骨头软骨下，尽可能使针靠近骨折线的上、下端，以增加固定作用。

第1点应在大粗隆顶点下1 cm处，第2点在腹股沟中点外下2.5 cm处，在两点间放一枚骨圆针；第3点在大粗隆顶点下

12 cm处，第4点于腹股沟中点，连接两点并在中间放另一枚骨圆针。经X线检查针的投影位置，调整如图（图3－10）后，用标记笔画线。第3枚骨针的位置与上述股骨下端的针位置相同。

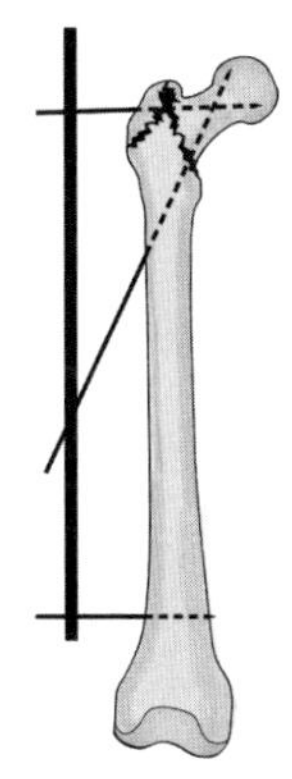

图3－10　顺粗隆间粉碎性骨折穿针示意

6. 术后护理

穿针固定术后的体位、针道护理等均与股骨颈骨折相同。术后护理应强调针道护理和下床时间。股骨粗隆间骨折的穿针固定法的针道感染率较股骨颈骨折的要高，故更应提高换药的质量，下地时间也可略推迟。欠稳定型或不稳定型可于10～14天后下床，扶双拐或助行器行患肢免负重功能锻炼。患肢负重锻炼应在骨折愈合坚强之后进行，一般需2～3个月。

三、股骨干骨折

股骨干骨折（fracture of shaft of femur）是指股骨粗隆下 2～5 cm 至股骨髁上 2～5 cm 的股骨管状骨骨折。本骨折约占全身骨折的6%，可发生于任何年龄，以儿童和青壮年病人为多。男多于女，左右侧无差别。

（一）股骨干骨折常用的治疗方法

1. 保守治疗

保守治疗主要是指牵引下小夹板固定的一种疗法，目前已逐渐少用，现在更多的是作为常规的术前准备或在其他治疗前使用。

2. 手术治疗

其固定方式包括外固定支架、钢板螺钉内固定系统及髓内钉内固定系统等。

（二）孟氏疗法的适应证和禁忌证

一般来说，上 1/3 股骨干骨折多采用力臂式固定器（图 3－11）固定，中、下 1/3 股骨干骨折可采用股骨骨折复位固定器（图 3－12、图 3－13）治疗，临床效果良好。

1. 适应证

（1）新鲜闭合不稳定型股骨干骨折。

（2）开放性股骨干骨折。

（3）感染性股骨干骨折。

（4）伴神经、血管损伤的复杂性股骨干骨折。

（三）孟氏疗法的具体操作

1. 股骨骨折复位固定器的临床应用

（1）术前准备。选择好适应证并在行骨折复位固定器疗法之前，要对病情有全面的评估。

（2）体位与麻醉。仰卧位，常用硬膜外麻醉或蛛网膜下腔阻滞，也可采用全身麻醉。

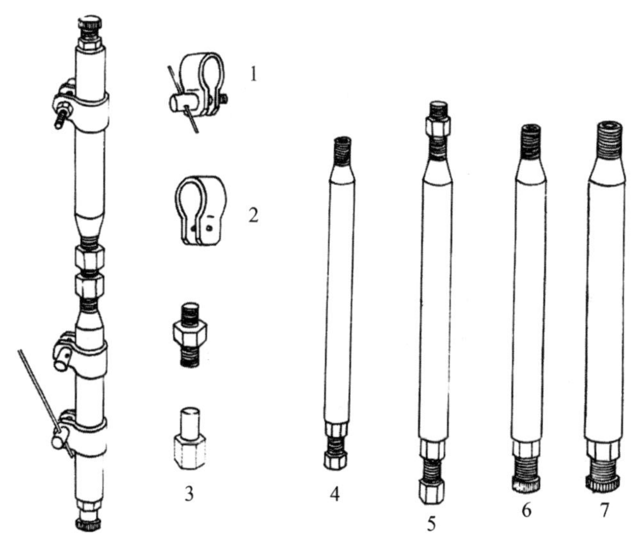

图3-11　力臂式固定器

1—针栓、螺帽　2—锁针器　3—旋转延长调节螺母　4—内外层套管　5—主体杆件　6—内套芯伸缩螺丝杆　7—内套刻度尺

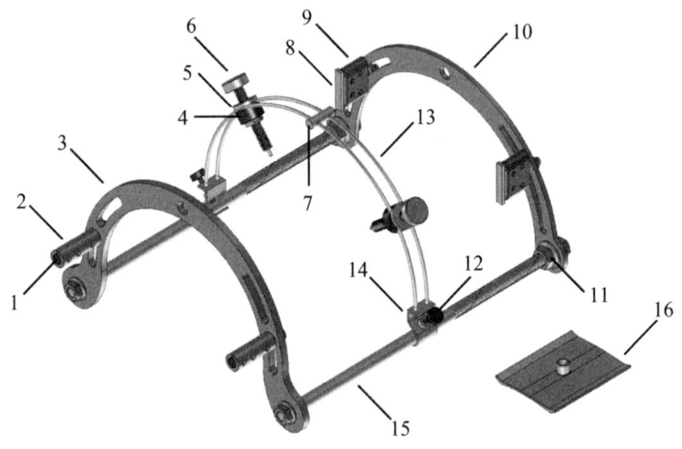

图 3－12　股骨骨折复位固定器

1—圆锁针器芯　2—圆锁针器外壳　3—远端半环　4—压板锁定螺母
5—压板定位螺母　6—压板定位螺栓　7—导轨小柱　8—扁锁针器芯
9—扁锁针器外壳　10—近端半环　11—锁定螺母　12—挂钩锁定螺钉
13—压板导轨　14—挂钩　15—支撑杆　16—弧形压板

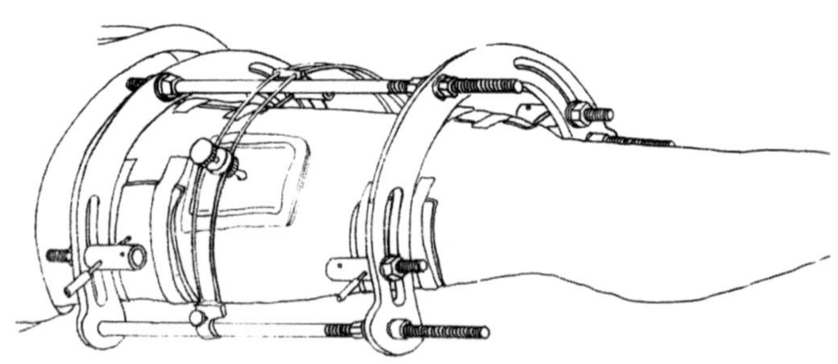

图 3－13　股骨骨折复位固定器固定外观

（3）定点画线。麻醉成功后病人取平卧位，患肢外展 10°，患侧臀部放置一厚度为 5 cm 的软垫，抬高臀部。穿针前要在患肢皮肤上将进出针部位以标记笔定点画线，便于操作，具体方法如下。

1）股骨上段：股骨干上1/3骨折的近端穿针点应位于股骨近端，在大粗隆下约3 cm处画一水平线，在腹股沟股动脉搏动点外侧3 cm处画一垂直线，两线交点即点1，是进针点。与点1相对应，位于大腿内后侧的点为点2，为出针点。连接点1、2的线应垂直于股骨干上段的轴线。

2）股骨中段：股骨中、下1/3骨折的近端进针点和上1/3骨折的远端进针点应在股骨中段，位于髂前上棘与股骨收肌结节之间的直线上。在离开骨折线上或下约5 cm处定点3，为进针点；与之相对应的外侧点为点4，为出针点。连接点3、4的直线应与股骨干中段轴线相垂直。

3）股骨下段：股骨下1/3骨折的远端进针点应位于股骨远端。在股骨髁上3 cm处内侧正中定点5，为进针点；与之对应的外侧正中定点6，为出针点。连接点5、6的直线应垂直于股骨下段轴线。

（4）穿针。

1）股骨上段穿针操作：选直径3 mm的骨圆针，用低速电钻穿入近端骨圆针。具体方法是在预定的穿针点1由前向后，针尾向内侧倾斜约30°，刺入皮肤；穿过肌组织，针尖抵达大粗隆部骨皮质，先探明大粗隆的外侧缘，再将针尖向内侧移动2 cm钻入，按定点画线的方向，钻出股骨近端点2。骨圆针穿出对侧皮肤后，继续穿出适当长度。

2）股骨中下段穿针操作：骨圆针由预先定好的穿针点

3、5自内向外穿入，按事先画好的线通过股骨干点4、6，由对侧皮肤穿出。务必使针与膝关节面平行，与股骨轴线垂直。

3）覆盖皮肤：将骨折远近端的两枚骨圆针穿好后，检查皮肤是否有受压、受牵拉的现象，通过骨圆针进退操作来解除皮肤受力不均的情况。用75%酒精消毒针道周围皮肤，用无菌干敷料封闭针道。

（5）安装固定器。在X线透视下利用骨折复位固定器整复移位，牵引至重叠畸形纠正后，根据骨折平面及骨折端移位方向用端、挤、提、按等手法整复骨折的成角畸形和侧方移位。

穿针固定后应进行X线检查，验证穿针的位置及骨折端整复是否满意。剪短针尾，用橡皮膏包裹，以防划伤皮肤。

2. 力臂式固定器穿针固定临床应用

（1）力臂式固定器适应证。股骨干上1/3骨折不适宜用股骨骨折复位固定器固定者。

（2）定点画线。用标记笔在股骨大粗隆顶点至股骨外上髁之间画一条直线，以骨折处为中心，在距中心的上下端适当的位置定1、2、3、4点，即进针点。由各点向大腿内侧画垂直于股骨干轴线的线，即进针的路径。

（3）穿针固定。麻醉、消毒、复位后，选用直径4 mm的骨圆针或螺纹针，由大腿外侧的1、2、3、4点处钻入4枚针，抵住股骨干外侧骨皮质后，前后滑动针尖确定股骨干的中心，穿入股骨干的骨皮质内，当穿过内侧骨皮质，且针尖露出 3 mm 时即停，用无菌敷料封闭针道。把锁针器套在针尾，用力臂式固定器连接锁针器，紧固螺母，调节支撑杆的长度，将骨折部固定于良好位置上。

（4）术后管理。

1）体位与功能锻炼：同股骨粗隆间骨折。

2）力臂式固定器及针道的管理：同股骨粗隆间骨折的管理。

3）力臂式固定器的拆除：力臂式固定器拆除的时间以骨折达到临床愈合为标准。一般治疗正常者术后 8 ~ 12 周即可达到临床愈合标准。X 线检查可见骨折线模糊，骨痂已包裹骨折端，这时即可拆除固定器。

（四）特殊类型股骨干骨折的治疗

1. 骨折复位固定器治疗陈旧性股骨干骨折畸形愈合

股骨干骨折复位后固定困难，容易发生再移位，导致畸形愈合。

（1）手法闭合折骨、骨折复位固定器固定术。

1）适应证：适用于伤后 3 个月以内，骨折部无内固定物，断端已呈纤维性愈合，或不坚强的骨性愈合，骨折线仍然存在，骨折部位接近骨干中段者。

2）操作步骤：请参考以上有关内容，经过术前准备确定详细的治疗方案，在适宜的麻醉下进行。

手法折骨之前，先辨别清楚骨折畸形的部位和方向，术者与助手密切配合。麻醉成功后，由助手把持患肢，将骨折畸形成角突起处放在折骨垫上，术者和助手同时用力折断骨折处。经X线透视观察骨折畸形矫正情况，继续应用手法整复畸形，当整复达到标准后，由助手维持位置。用碘伏、酒精常规消毒，穿针并安装骨折复位固定器，调节支撑杆的锁定螺母，进一步纠正残余畸形，直至满意为止。

（2）畸形愈合截骨矫形、骨折复位固定器固定术。

1）适应证：适用于伤后6个月以上、临床评定及X线检查证实骨折畸形已达骨性愈合的病人，尤其是骨折端重叠移位较大而畸形愈合坚固者。

2）操作步骤：在详尽的术前准备下，进行手术。

麻醉、常规消毒、铺巾后，一般取大腿前外侧切口，显露骨折处。成角畸形按照骨折线的方向截断，并保留两端的骨痂。畸形截断后，按照要求穿针，安装骨折复位固定器，进行牵引，逐渐恢复股骨的长度。经X线透视和直视观察复位情况，采用手法和器械相结合的方法，恢复骨折的良好对位对线。骨折复位和固定完成后，关闭手术切口。

（3）楔形截骨、骨折复位固定器固定术。

1）适应证：适用于成角较大的畸形愈合，或有内固定物如钢板、髓内钉等且已松动、弯曲，骨折端成角畸形明显者。

2）操作步骤：术前进行全身准备和局部准备，摄X线片，观察骨折的畸形程度和内固定物种类，确定手术方案。

取原手术切口或大腿前外侧切口。暴露骨折端，将其适当游离，取出内固定物。仔细观察骨折畸形愈合处，先用骨刀轻凿出楔形截骨区的边缘，再次确认楔形截骨块的大小与矫正成角畸形的角度相匹配。然后在成角凸处做楔形截骨，同时将凹侧骨痂保留在近骨折端，起到“骨挡”和“植骨”的作用，有利于骨折端的稳定并促进骨折愈合。截出楔形骨块，内侧还有少量骨痂或骨纤维连接时，用手法折骨矫正畸形，观察骨端对接情况，恢复股骨的正确对位对线，在直视下安装骨折复位固定器，一次性使骨折端达到复位要求，调节骨折复位固定器，保证固定稳妥。冲洗切口，逐层关闭伤口。

3）术后护理、功能锻炼请参照前述有关内容。

（4）舌形骨瓣截骨、骨折复位固定器固定术。

1）适应证：适用于向内或外侧成角畸形严重、时间已超过 6 个月、已达骨性愈合且骨折端形成粗大棱形骨痂的病人。

2）操作步骤：经过术前准备和患肢 X 线片分析，制订详细的手术方案。

取大腿前外侧切口，充分暴露骨折端。在骨折成角部做冠状面的由前向后大斜面截骨，先用骨刀凿出一截骨线，再用细骨钻沿截骨线间断钻孔，最后用骨刀截断。这样，骨折畸形愈合处前后位的大截骨面，可将骨折远端外展或内翻以纠正向内或向外的成角畸形。然后在远、近骨折端的舌形骨瓣中心相对处钻一骨孔，用粗丝线穿过骨孔系紧固定。穿针并安装骨折复位固定器，纠正畸形，使骨折端维持良好的对位对线。冲洗切口，逐层关闭。

2. 骨折复位固定器治疗股骨干骨折延迟愈合或不愈合

股骨干骨折延迟愈合或不愈合在临床上时有发生，原因多种多样，而医源性原因占大部分。治疗上除了外科手段，还应详细查找引起不愈合的其他原因，并对此进行治疗。

固定不当是导致股骨干骨折延迟愈合或不愈合的直接原因。固定不当可以分成两种情况：一种是固定无效，另一种是固定过紧。

（1）骨折复位固定器治疗操作步骤。

1）消除影响骨折愈合的局部力学因素：将内固定物取出，尽量减少骨折部软组织的剥离，少破坏骨折局部的血运。按照骨折不愈合的原则处理骨折端，清除断端的纤维组织和萎缩的骨折端，直至骨折端的骨质出血为止。如骨折端髓腔已闭死，应再通骨髓腔，用刮匙搔刮骨髓腔，以见到红骨髓、髓腔出血为止。直视下复位骨折，检查骨折端对位情况。

2）植骨固定：植骨的方式根据骨缺损具体情况而定。如骨缺损少（不超过 2 cm），一般采用髂骨植骨；如骨缺损多（超过 3 cm），采用腓骨植骨或滑移植骨。植骨完成后，穿针、安装股骨骨折复位固定器，直视下调整锁定螺母，骨折端和植骨组织稳定即可关闭切口。

利用骨折复位固定器的滑移植骨术有其特殊步骤，以股骨干上1/3骨折不愈合为例叙述如下。

选择带有3个半环框架的股骨骨折复位固定器，在处理完骨折端之后，分别在骨折近端穿1枚、远端穿2枚骨圆针，远端的2枚针应位于股骨髁上和临近骨折端处，穿针之前应遵循定点画线的原则，保证针在骨内的位置正确。将具有3个半环框架的股骨骨折复位固定器安装在3枚针上，固定稳妥后再行股骨髁上干骺端截骨，纵向切开骨膜，向两侧剥离，注意保存骨膜，用骨钻钻孔、骨刀截断股骨髁上干骺端，确认完全截断后缝合骨膜。术中向上滑移截骨上段1 cm，调整锁定螺母，使各骨段对线良好，关闭切口。术后1周开始继续向上滑移，一般每天1 mm，分3次完成，直至骨折端相接触。

（2）功能锻炼。术后麻醉反应消失后，鼓励病人进行股四头肌主动舒缩活动。

3. 骨折复位固定器治疗股骨干感染性骨折

感染是股骨干骨折延迟愈合或不愈合的又一常见局部因素，且多为骨感染。经X线检查证实股骨干髓腔感染，有死骨形成者，可行感染病灶清除、骨折复位固定器固定术。

（1）病灶清除。按照感染骨折的原则处理，如有内固定物，应先取出，将感染的软组织尽量切除。

（2）固定。按照要求穿针，并用骨折复位固定器固定骨折。

（3）术后处理。术后用有效的抗生素液体灌注骨髓腔，一般应用 2 周左右。根据细菌培养和药敏试验，合理使用抗生素。术后 24 小时开始肢体功能锻炼，2 周内以肌肉舒缩和踝、足、趾的活动为主。2 周后可行下地扶拐行走锻炼。

四、胫腓骨骨折

胫腓骨骨折（fracture of tibia and fibula）在全身骨折中非常常见，约占 10%。10 岁以下儿童亦常见。多为双骨折，单纯胫骨骨折次之，单纯腓骨骨折最少。而小腿开放性骨折在各部位中的发生率居首位，并且有逐渐上升趋势。

（一）胫腓骨骨折常用的治疗方法

胫腓骨骨折的治疗目的是恢复小腿负重功能。

1. 保守治疗

稳定无移位的胫骨单骨折或双骨折如横骨折、锯齿状骨折或有小蝶形骨片而易借手法复位的骨折，常较开放性骨折易愈合，对此种骨折，可不需麻醉，以石膏、小夹板或者配合牵引固定治疗。

（1）手法复位联合小夹板固定法。

1）适应证。新鲜闭合性胫腓骨骨折，Ⅰ度、Ⅱ度新鲜开放性骨折，伤口不超过 2.0 cm，且伤口清洁者。

2）手法复位。复位前应选取合适的麻醉方法，使病人在无痛状态下接受复位。先行胫骨复位，再整复腓骨。术者用拇指沿胫骨嵴和胫骨内侧面触摸，了解骨折的对位、对线情况，即所谓“手摸心会”。如骨折复位有不理想之处，应立即给予纠正。复位满意后，即可进行小夹板固定。

3）小夹板固定。按照中医传统小夹板技术放置压垫、小夹板，绑扎并调整固定带使之松紧适度。

4）固定后护理：同其他部位小夹板护理。

（2）手法复位石膏固定法。石膏外固定的主要优点是固定牢靠、可塑性强。尤其在矫形外科手术后，为了维持肢体与关节在特定的位置上，或能得到牢靠而确切的固定等，常选择石膏外固定。

1）适应证。与手法复位小夹板固定法相同。

2）固定。石膏固定一般应至少固定骨折上下各一个关节。所以，胫腓骨骨折至少应固定膝、踝关节以及足部，通常以长腿石膏固定胫腓骨骨折。石膏固定分为石膏托、石膏夹板、管型石膏 3 种。

（3）骨牵引术。斜行、螺旋形或轻度粉碎的不稳定型骨折，单纯外固定不可能维持良好的对位。应在局部麻醉下，维持 4 ~ 6 kg 重量行跟骨持续骨牵引 3 周左右，纤维愈合后去除牵引，保留外固定至骨折愈合。

2. 手术治疗

胫腓骨骨折骨性愈合期长，保守治疗需要卧床较长时间，且对邻近的膝、踝关节功能有一定影响。因此，手术治疗日渐增多，常见的手术内固定方式包括：①切开复位、钢板螺钉内固定；②交锁髓内钉内固定；③经皮微创内固定。

（二）孟氏疗法的适应证与禁忌证

1. 手法闭合复位、胫腓骨骨折复位固定器疗法的适应证

（1）新鲜闭合性胫腓骨骨折属Ⅰ度，无须进行手法复位者。

（2）新鲜闭合性胫腓骨骨折属Ⅱ度，需手法复位者。

（3）新鲜闭合性胫腓骨骨折属Ⅲ度，用手法能复位骨折者。

2. 切开复位、胫腓骨骨折复位固定器疗法的适应证

（1）开放性胫腓骨骨折，创口大于2 cm，不宜用夹板、石膏等外固定者。

（2）新鲜胫腓骨骨折属Ⅳ度，手法不能使其复位者。

（3）各种治疗方法失败，骨折复位固定不良者。

（三）孟氏疗法的具体操作

1. 手法闭合复位、胫腓骨骨折复位固定器疗法

（1）术前准备。

1）手术方案。分析骨折端的移位情况，制订详尽的手法复位和手术方案。

2）器械准备。骨科牵引包、胫腓骨骨折复位固定器、骨圆针等器械消毒备用。

（2）体位、麻醉。病人取仰卧位，患侧小腿垫枕抬高。一般选用硬膜外麻醉或蛛网膜下腔阻滞。

（3）手术方法。

1）定点画线：用标记笔在皮肤上定点画线，然后再用碘酒固定标记点、标记线。定点画线的目的是保证穿针的准确性，所定之点就是穿针、出针的部位，所画之线就是针穿入骨内的体表投影。

点 a 在胫骨结节高度小腿外侧，胫骨结节后 2 ~ 3 cm 处。点 a′在胫骨结节高度小腿内侧，胫骨结节后 2 cm 处。线 A 是连接点 a、a′在小腿上段前面所形成的线，此线应与膝关节面平行。

点 b 在内踝尖上 3 ~ 5 cm 处，胫骨下段矢状径中点处。点 b′在外踝尖上 5 ~ 7 cm 处，腓骨下段前缘处。线 B 是连接点 b、b′在小腿下段前面所形成的线，此线应与踝关节面平行。

2）手法复位。定点画线完成后，常规消毒，按手术要求铺无菌巾。参加手术者穿手术衣，由两助手对抗牵引，术者整复骨折（如骨折无移位则无须进行手法复位），但不必追求完全解剖复位，因为残留移位可以利用胫腓骨骨折复位固定器加以纠正。一般此阶段复位的标准为恢复胫骨、腓骨轴线，允许有轻度的短缩、旋转移位。

3）穿针固定。复位完成后，由助手把持，防止骨折移位。用低速电钻或手摇钻连接直径 3 mm 或 3. 5 mm 的骨圆针，按照骨牵引穿针的方法钻入骨圆针。胫骨上段的穿针应由点 a 进针，沿 A 线由外向内，从点 a′出针，并尽量保证针与膝关节面平行。胫骨下段的穿针应由点 b 进针，沿 B 线由内向外，从点 b′出针，保持针与踝关节面平行。

胫骨上下段的两枚骨圆针穿好后，可用 X 线透视检查以观察针的位置，确实良好则可安装胫腓骨骨折复位固定器。先调整骨折复位固定器的半环的长度，使之与两针相适应。再将锁针器套在骨圆针上，然后连接锁针器与半环，旋紧锁针器的螺母。调节支撑杆的螺母以起到牵引、加压等作用，纠正骨折的短缩、分离、成角等移位。

4）手法再复位。利用骨折复位固定器纠正部分残余移位后，如骨折仍存在移位，可以用手法加以纠正。此阶段手法主要是用手指挤压端提，充分应用“手摸心会”，仔细分辨骨折移位的方向和程度，予以纠正。如仍不能纠正，可分析移位的原因。

5）器械复位。把“手法—器械—再手法—再器械”的原则有机运用到整个过程中，调整支撑杆、锁针器的螺母，结合手法进一步纠正细微的骨折移位，一般就能达到解剖复位。

6）紧固。骨折移位纠正后，应将锁针器的螺母拧紧，剪短针尾，用橡皮膏缠绕针尾，用无菌敷料覆盖针道，手术结束。

（4）术后护理。

1）体位。术后抬高小腿，使之略高于心脏水平，垫好体位垫，防止骨折再移位。

2）针道护理。骨折复位固定器疗法后期的针道护理十分重要，其目的：一是预防针道感染，二是防止针道松动及骨折再移位。

术后 3～4 周是感染的高发期，4 周以后针道周围皮肤出现结痂，极少或没有液体渗出，针道干燥清洁，可以 3～5 天换药 1 次。针道松动是由于固定时间较长、针与骨之间连接不紧密所致。针道松动易引起针道感染、骨折再次移位等。

3）维持复位效果，纠正骨折移位。骨折复位固定器术后应将压板安装好，以防止骨折向前后方向移位。一般把压板滑轨安装在两根支撑杆上，位置相当于骨折线处。压板下方要衬垫 8～12 层纱布，然后把压板摆放在骨折端适宜的位置，旋紧压板螺母。一般情况下，将两块压板分别放在骨折线胫骨嵴的前内和前外侧，以增加压板与小腿的接触面积，有效地防止骨折端向前成角移位。但要注意压板的压力，以示、中二指按压压板后，压板能上下活动 0.2～0.4 cm 为宜，压力过大易产生皮肤压疮，压力过小往往起不到固定作用。

如骨折在固定过程中有移位，应分析移位产生的原因，进行有目的地调整。调整单侧支撑杆的螺母主要纠正骨折在冠状面上向内、外成角移位；调整锁针器在固定半环的位置，可以纠正骨折在横截面上的旋转移位；利用压板、手法和调整双侧支撑杆的螺母可起到牵引或加压作用，纠正骨折矢状面上的移位。一般术后3周内，经过上述的仔细调整，几乎都能达到解剖复位的标准。

（5）功能锻炼。

1）卧床期：骨折复位固定器术后1周内为卧床期。练习股四头肌主动舒缩、膝踝关节轻微屈伸运动、抬腿离床，以促进肿胀消退，恢复关节功能。

2）骨折血肿机化期：此阶段为术后第2~4周。第2周开始，病人可以扶双拐下地练习行走，进行患肢不负重功能锻炼。

3）骨折愈合期：从术后第5周开始即可练习患肢适当负重的功能锻炼，行走时向正常步态过渡。负重多少，以骨折部位不产生疼痛为宜。当骨折基本愈合后，可以撤掉一侧拐，练习扶单拐行走。

（6）拆除固定器。当骨折达到临床愈合时即可拆除固定器，一般参考以下条件。

1）X线片：骨折端已连接，骨折线模糊，骨痂形成等。

2）局部检查：局部无压痛、无纵轴叩击痛等体征。

3）负重试验：伤肢完全支撑体重，即不扶拐状态下患足可以单足站立，支撑体重的100%。

2. 切开复位、胫腓骨骨折复位固定器疗法

（1）术前准备。

1）明确诊断，制订手术方案。

2）其他准备：根据手术方案，准备手术器械、胫腓骨骨折复位固定器等。

（2）体位、麻醉。同“手法闭合复位、胫腓骨骨折复位固定器疗法”。

（3）手术方法。

1）暴露骨折端：一般采用小腿前侧切口，以骨折线为中心，做一长 5～8 cm 的纵切口即可，切开软组织，暴露胫骨嵴；切开骨膜，在骨膜下显露骨折端。

骨折属粉碎性时，在暴露时要尽量减少剥离骨碎片上附着的软组织，使骨片与骨膜、肌肉、韧带、筋膜相联系，不致骨片游离。

2）穿针：在小腿的上下端各穿 1 枚骨圆针。尽量使针的位置与关节面平行，且位于胫骨矢状面的中心线上。一般所用针的直径应在 2.5～3.5 mm，既能起到固定作用，又能减少组织损伤。

3）复位固定：穿针完成后，直视下复位。复位后用骨折复位钳夹持骨折端，同时助手牵引，共同维持骨折位置。按照要求安装骨折复位固定器，并使骨折端略有加压，充分保证骨折端的稳定性。

4）关闭切口：固定稳妥后，用生理盐水冲洗，逐层关闭切口。最后用无菌敷料覆盖切口和针道。

（4）术后护理。术后根据情况应用抗生素防止感染，伤口换药。其他事宜及功能锻炼、拆除固定器参照“手法闭合复位、胫腓骨骨折复位固定器疗法”中介绍的方法。

（四）特殊类型的胫腓骨骨折的治疗

1. 胫腓骨骨折畸形愈合的骨折复位固定器疗法

（1）畸形愈合的分类。

1）短缩畸形愈合：一般胫骨骨折愈合后较健侧短 2 cm 以内，可以通过骨盆的倾斜代偿，步行不显跛行。但长期在此状态下运动，会发生腰椎、腰骶、骶髂等关节的退变，出现上述关节的骨性关节炎。如短缩超过 2 cm 则出现跛行，严重影响下肢行走、负重功能。因此，短缩畸形愈合一般需要进行治疗。但也有学者认为，短缩较少，通过代偿无跛行者可以不予治疗；只有短缩严重、跛行明显者，方可考虑治疗。

2）成角畸形愈合：一般认为，骨折端成角在 15°之内，对下肢运动功能影响较小；骨折端成角大于 15°，则对下肢运动功能影响明显。

3）混合畸形愈合：骨折愈合后，上述两种畸形均存在，称为混合性畸形愈合。

（2）畸形愈合的治疗。

1）手法折骨、骨折复位固定器固定术。

①适应证：骨折成角畸形愈合时间较短，骨痂愈合不坚固，尚可手法折骨；骨折成角畸形大于 15°。

②术前准备：分析 X 线片，术前准备好胫腓骨骨折复位

固定器、骨圆针、骨钻等手术用具及折骨用木垫等，消毒备用。

③手术方法：病人取仰卧位，在适当麻醉下进行手术。

a. 手法折骨：麻醉生效后，将折骨用木垫放于床上，用棉垫铺衬。术者双手握骨折上下段，将骨折成角处之尖端放在木垫上，沉稳缓慢用力折断骨折畸形愈合处。不能折断者，应该用手术切开，不必强求，以免引起其他意外。

b. 复位固定：在小腿上下段各穿 1 枚骨圆针，用手法复位，使下肢的力线恢复，安装骨折复位固定器，调整相应部件，纠正骨折的畸形。

2）切开截骨、骨折复位固定器矫形固定术。

①适应证：陈旧性胫腓骨骨折成角畸形愈合 3 个月以上；成角畸形大于 15°。

②术前准备：检查骨折局部，摄 X 线片，明确畸形的具体病理变化。准备手术用具，制订手术方案。

③手术方法。

a. 骨折暴露：选用最常用的切口，尽量保护骨膜，暴露骨折畸形愈合处。

b. 截骨：截骨应在骨折畸形愈合部位，要根据畸形的形状、骨痂的多少、愈合的坚固程度等决定截骨的位置和方式。

c. 复位固定：按照前述“手法闭合复位、胫腓骨骨折复位固定器疗法”所介绍的方法，进行穿针、复位、固定。

d. 关闭切口：生理盐水冲洗切口，逐层关闭。

④术后护理：可参考“手法闭合复位、胫腓骨骨折复位固定器疗法”。

3）胫骨长斜行截骨、骨折复位固定器延长术。

①适应证：陈旧性胫骨短缩畸形愈合，短缩大于2 cm；骨折畸形愈合6个月以上。

②术前准备：术前详尽地进行检查和摄X线片，制订手术方案。准备手术器械及胫腓骨骨折复位固定器等，消毒备用。

③手术方法：手术取仰卧位，采用蛛网膜下腔阻滞或硬膜外麻醉，术肢用止血带止血。

a. 暴露：一般采用胫骨前外侧切口暴露胫骨，小腿外侧切口暴露腓骨下段。如患肢曾行手术可考虑用原手术切口。

b. 穿针：参照前述“手法闭合复位、胫腓骨骨折复位固定器疗法”所介绍的原理穿针，由于骨延长术后需牵引，所以应在上下端各穿2枚骨圆针。

c. 腓骨截骨：在腓骨下段、外踝上约5 cm处截断腓骨。

d. 胫骨干截骨：用骨刀截骨时，应在胫骨干轻凿出斜行的截骨线，一般应使截骨线长4～6 cm。先用骨钻沿截骨线每隔0.5 cm钻1个骨孔，再用骨刀截断胫骨。也可用骨锯按照截骨线的方向将胫骨截断。

e. 延长固定：将骨折复位固定器安装在小腿上，紧固锁针器上的螺母，调整支撑杆上的螺母，牵引延长胫骨，注意保持小腿的轴线，将胫骨延长约 1 cm 即可。

f. 关闭切口：生理盐水冲洗切口，逐层关闭。

④术后护理。

a. 体位：术后将患肢置于小腿抬高、膝关节屈曲 30°位，约 1 周。

b. 肢体延长：术后 1 周如切口无异常，即可开始延长，肢体延长应遵循每天分 2 次延长，每次延长 0. 5 mm。

c. 功能锻炼：术后延长期内的病人一般在床上进行下肢的肌肉主动舒缩练习和膝、踝、趾关节活动，延长结束即可下地进行功能锻炼，负重量应根据患肢的骨愈合程度而定。其他事项参考“手法闭合复位、胫腓骨骨折复位固定器疗法”中的有关内容。

2. 胫腓骨骨折延迟愈合、不愈合的骨折复位固定器疗法

（1）胫腓骨骨折延迟愈合、不愈合的分类。

1）生理性：由于胫骨干中下 1/3 处的特殊生理、解剖性质，可能出现延迟愈合、不愈合的现象。

2）感染性：开放性骨折清创不彻底、污染过重，或手术污染，或病人免疫力下降等原因导致骨组织感染，形成骨髓炎，骨折愈合出现障碍。

3）异物性：骨折端有异物，如某些使用不当的内固定

物、死骨、嵌顿的软组织等均会妨碍骨折的愈合。

4）营养障碍性：代谢性因素、内分泌紊乱、全身性疾病等，皆可使骨折愈合过程发生障碍。

5）生物力学性：骨折端的生物力学因素也会阻碍骨折愈合，出现愈合异常。

（2）胫腓骨骨折延迟愈合、不愈合的治疗。胫腓骨骨折延迟愈合、不愈合的治疗应首先寻找导致延迟愈合、不愈合的原因，针对原因进行治疗，才能收到效果。

1）腓骨截骨、骨折复位固定器加压固定术。胫骨骨折延迟愈合常发生在胫腓骨下 1/3 骨折，在这种骨折类型中，腓骨愈合较快，并在愈合后起到支撑作用，从而使胫骨骨折端缺少生理应力刺激，骨折愈合发生障碍，形成胫骨骨折愈合延迟。在这种情况下，阻碍胫骨愈合的因素就是骨折端缺乏生理应力刺激，导致这一结果的原因是腓骨愈合后的生理应力遮挡。本治疗方法就是针对腓骨已经愈合但胫骨延迟愈合，胫骨骨折端无生理应力刺激的情况而设计的。

①适应证：胫骨骨折延迟愈合、时间未超过 6 个月；胫骨骨折端骨缺损在 1 cm 以内，腓骨已坚强愈合者。

②术前准备：术前进行身体检查，排除全身影响骨折愈合的因素，如有则应及时予以处理。摄 X 线片，了解骨折局部病理情况。准备手术器械和用具，消毒备用。

③手术方法。病人取仰卧位，用蛛网膜下腔阻滞或硬膜外

麻醉，术肢在止血带下行手术。

a. 穿针：在胫骨的上下段各穿 1 枚直径为 2.5 ~ 3 mm 的骨圆针，方法参照“手法闭合复位、胫腓骨骨折复位固定器疗法”有关内容。

b. 腓骨截骨。

c. 加压固定：将胫腓骨骨折复位固定器安装在胫骨上下段穿出的骨圆针上，方法参照“手法闭合复位、胫腓骨骨折复位固定器疗法”中的有关内容。适当调节支撑杆螺母，对胫骨骨折端加压。可在 C 型臂 X 线机透视下观察，适当加压时骨折端接触紧密；骨折固定稳妥时，可以感觉到整个小腿的整体性增强。

d. 关闭切口：生理盐水冲洗切口，逐层关闭。

④术后护理：一般术后 1 周即可下地活动，尽早鼓励患肢负重，使胫骨骨折端在功能锻炼中获得生理应力刺激，加速骨折愈合。

2）病灶清除、骨折复位固定器固定术。

①适应证：感染性胫骨骨折不愈合，胫骨骨髓炎。

②术前准备：具体如下。

a. 局部准备：取脓液、分泌物做细菌培养和药敏试验，保持局部皮肤清洁和完整，摄 X 线片，行术前皮肤准备。

b. 全身准备：全身检查和化验，进行全身治疗。

c. 器械准备：准备好手术器械和必要的用具。

③手术方法。

a. 病灶清除：根据病灶的部位和原发骨折部位，选取合理的手术切口，显露骨折和感染处。并根据具体情况清除病灶，如骨折仍有其他固定物，应拆除；骨感染的髓腔内有脓液、肉芽组织、死骨等，应彻底清除；软组织内的增生组织、窦道等一并切除。

b. 穿针：参照“手法闭合复位、胫腓骨骨折复位固定器疗法”中的有关内容在胫骨的上下段穿针。

c. 固定：将骨折复位固定器安装在贯穿肢体的骨圆针上，并根据具体情况给予处理。如病灶清除后骨折端无明显骨缺损，腓骨也无支撑和生理应力遮挡，即可直接固定；如胫骨骨折虽无骨缺损，但腓骨有遮挡作用，可以行腓骨截断后，再固定；如胫骨骨折处有骨缺损，可根据病灶清除的干净程度而决定是否植骨。

d. 关闭切口：生理盐水冲洗切口，逐层关闭。

④术后护理。

a. 术后用药：根据细菌培养和药敏试验使用抗生素，预防和控制感染。

b. 伤口换药：采用中西药物进行伤口换药，中药外用有时效果明显。

c. 功能锻炼：术后 1 周即可下地，行术肢负重功能锻炼。

3）胫骨干骺端截骨、骨折复位固定器滑移固定术。

①适应证：胫骨骨缺损导致骨折不愈合，骨缺损大于1 cm、小于3 cm者。

②手术方法。

a. 切口的选择：胫骨干骺端截骨的部位应根据骨缺损的位置而定，如胫骨上1/3骨缺损，应选择在胫骨下干骺端进行截骨延长，切口采用胫骨前方入路下段；骨缺损在中或下1/3处，应选择在胫骨上干骺端截骨延长，切口采用胫骨前方入路上段。

b. 穿针：本手术应使用特制的三环骨折复位固定器，所以，穿针也应该穿3枚针。胫骨上下段的针按照“手法闭合复位、胫腓骨骨折复位固定器疗法”介绍的方法穿第1、2枚针，尽量使针与关节面平行，并使针位于胫骨的中心线上。第3枚针穿在胫骨段中间，与其余2枚针平行。由于术后需要延长，应选择粗骨圆针，一般直径为3～3.5 mm。

c. 胫骨干骺端截骨：选择好切口显露胫骨干骺端，纵行切开骨膜，用骨膜剥离器完整剥离干骺端之骨膜。用骨刀在干骺端进行截骨，截骨时注意胫骨后侧的神经、血管，截断后用骨刀撬动骨端以证实没有骨质连接。

d. 固定：将骨折复位固定器安装在小腿的骨圆针上，拧紧锁针器的螺母，调节支撑杆螺母，适度滑移截断的胫骨块，使之向骨缺损处移动，一般在手术台直视下滑移0.5～1 cm即可。

e. 关闭切口：生理盐水冲洗切口，逐层关闭。

手术后 1 周即可开始利用中间的半环在支撑杆上的移动来进行胫骨截骨块滑移。滑移的原则依然遵循每日分 2 ~ 4 次进行滑移，每日滑移 1 mm。计算好支撑杆单个螺距的长度、每次旋转螺母的角度，然后继续滑移即可。在滑移过程中，观察肢体的血液循环的变化。

4）胫骨植骨、骨折复位固定器固定术。

①适应证：胫骨骨折延迟愈合、不愈合，骨缺损大于 3 cm 者。

②术前准备。

a. 供骨区的选择和准备：根据骨缺损的情况选择供骨区，如骨缺损较少，一般选择对侧髂骨供骨区；如骨缺损较大，为了恢复胫骨的支撑性，可以将腓骨作为供骨区。

b. 其他准备：全身检查、术肢局部准备、手术器械和手术用品准备均按上述内容进行即可。

c. 麻醉、体位：一般选用蛛网膜下腔阻滞或硬膜外麻醉，病人取仰卧位。

③手术方法。

a. 暴露：选用小腿前外侧切口，暴露骨折部位。

b. 处理骨折端：将骨折端增生的纤维肉芽组织予以清除，用骨钻钻通骨折上下端的髓腔，直至骨髓腔内流出血液为止。

c. 穿针：按照上述内容介绍的方法在骨折的上下端各穿

一枚骨圆针，并使骨圆针与膝、踝关节面相平行。

d. 取骨：根据所需骨骼在相应部位进行取骨，暴露出骨骼后，按照取骨的方法和技巧，切取合适大小的骨块。

e. 植骨：将骨块安放在骨缺损处，一般移植腓骨块时可将之插入骨折上下端的骨髓腔内，如移植髂骨块可用其他方式固定，如骨圆针交叉、螺钉等固定方式。

f. 固定：骨块安放好后，将骨折复位固定器安装在骨折上下端的骨圆针上，调节支撑杆的螺母，固定稳妥骨折处和植骨块。

g. 关闭切口：生理盐水冲洗切口（包括取骨切口），逐层缝合各层组织，关闭切口。如考虑术后渗出较多，可放置引流条。最后用无菌敷料覆盖切口和针道即可。

五、Pilon 骨折

Pilon 骨折也被称为胫腓骨远端的“爆裂骨折”。虽然治疗手段已经过不断改进，但是仍存在并发症多、伤残率高等诸多问题，至今在临床上仍是一个难题。

（一）Pilon 骨折常用的治疗方法

Pilon 骨折常用的治疗方法包括跟骨牵引、石膏固定、外固定（单边跨关节半针外固定，环形、半环形混合外固定架等）、外固定合并有限内固定、切开复位内固定（open reduction and internal fixation，ORIF）和经皮钢板内固定（仅适用于关节面未受累的骨折）等。

1. 保守治疗

保守治疗通常采用跟骨牵引及石膏外固定，保守治疗的适应证应严格掌握。

2. 手术治疗

（1）传统钢板内固定的各种并发症（如感染、皮肤坏死及骨不连等）的发生率显著升高。

（2）单纯外固定架固定。外固定架有很多种，其操作步骤、固定位置、固定方式以及固定效能存在很大不同，但基本的原则一致。常见的外固定支架包括：单边、双边、半环、全环、跨关节、不跨关节、关节可动式等外固定架，以及孟和倡导的骨折复位固定器。

（3）有限内固定结合外固定。这种方法首先恢复的是腓骨的解剖结构。以钢板螺钉固定腓骨，恢复腓骨的解剖结构；切开复位胫骨远端关节面，采用螺钉等有限内固定来固定关节面；然后利用超关节外固定器固定干骺端骨折。这种方法有以下优点：局部软组织损伤小，保护局部血运，从而减少了伤口的并发症。对局部血运的保护也减少了对骨折愈合的影响。同时可以通过外固定器持续牵引恢复关节间隙，防止关节面二期移位及粘连。

（4）分期手术及微创内固定。第一步，在骨折早期用超关节外固定器恢复肢体力线，利用关节周围软组织夹板的复位作用初步整复骨折，可同时固定腓骨，恢复肢体长度，待软组织情况稳定后行第二步手术。与传统切开复位内固定手术不同，这种固定只要求恢复关节面的解剖，较好地保护了骨折愈合的生物学环境，降低了植骨率和骨折不愈合的发生率。

（二）孟氏疗法的适应证

对于AO分型中的A型及大部分B型骨折，骨折复位固定器疗法有良好的使用指征，包括一些开放性损伤及软组织损伤较严重的Pilon骨折。

（三）孟氏疗法的具体操作

1. 治疗器械

采用胫腓骨骨折复位固定器治疗。

2. 治疗方法

病人取仰卧位，医生在椎管内麻醉或局部麻醉下进行骨折整复固定，经皮穿针时按严格的无菌操作技术进行。整复固定过程遵循“手法—器械—再手法—再器械”的程序。

（1）手法复位。病人仰卧，膝关节屈曲。一助手握腘窝部，另一助手握足跟及前足部进行对抗牵引，牵引时踝关节跖屈，先顺原骨折移位方向进行牵引，即内翻骨折行内翻牵引，外翻骨折行外翻牵引，无内外翻骨折则行垂直牵引，牵引力应轻而稳妥，同时远侧助手逐渐将踝关节背伸至90°。

（2）器械复位。在维持牵引下，在胫骨结节处由外向内用1枚直径3 mm的骨圆针贯穿胫骨并穿出对侧皮外，保持针与胫骨纵轴垂直。另沿胫骨轴线与跟骨结节交点部位用同样直径的骨圆针贯穿跟骨并穿出皮外。将2枚骨圆针与骨折复位固定器相连并固定，调节骨折复位固定器支撑杆上的调节螺母进行牵引，彻底纠正重叠移位并适当牵引。

（3）再次用手法纠正残余移位。经上述手法及穿针牵引整复后，骨折已基本复位，但内踝、外踝、后踝及胫骨下端关节面前缘骨折块仍可能残留少许移位，下胫腓联合也可有轻度分离，可采用扣挤等手法纠正残余移位，也可用克氏针进行撬拨复位以恢复关节面平整，恢复正常关节面及踝穴的解剖关系。

（4）再次用器械纠正残余移位。

3. 术后处理

用无菌剪口纱布覆盖针道，保持局部清洁干燥，每隔3～5天清洁换药1次。

术后即可开始进行足趾屈伸及膝关节屈伸活动，抬高患肢，2～3天后即可扶双拐、患肢免负重下地行走。

4. 注意事项

（1）穿针应确保使用严格的无菌操作技术，胫骨结节部骨圆针保持与胫骨干轴线垂直，跟骨结节部穿针应根据是否需要踝内翻或外翻固定而调整其角度，需内翻固定时，针应由内下向外上倾斜，而需要外翻固定时，则骨圆针由外下向内上倾斜。

（2）功能活动应尽早开始，但固定期间是否允许负重应根据胫骨下关节面损害程度而定。关节面损害较轻者（如后踝骨折块小于关节面的1/3）可早期负重，而关节面损害较重者（如后踝骨折块占关节面的1/3以上）应早活动、晚负重。

（孙 研）

第三节 骨折复位固定器疗法治疗肢体畸形

一、膝内、外翻畸形

膝内、外翻是全身最常见的畸形之一，也是膝关节的多发病变。膝内、外翻不仅影响外观，而且随着病程的延长可继发膝、踝关节的骨性关节炎。

（一）膝内、外翻畸形常用治疗方法

有严重膝内、外翻畸形，则可考虑手术治疗，临床上矫治膝内、外翻的手术主要包括Ilizarov技术微创截骨术、高位截骨联合骨折复位固定器外固定术、“8”字钢板半骺板阻滞术、“U”形骨骺钉阻滞术、股骨髁上截骨矫形术、全膝关节置换术（total knee arthroplasty，TKA）等多种手术方式。

（二）孟氏疗法的适应证

膝内、外翻畸形的治疗需注意以下几个问题。①年龄的选择：畸形矫正一般选择在骨骺闭合之后，女性病人应在18岁

以上，男性病人应在20岁以上。②畸形程度的选择：如果病人负重位膝内侧间距大于5 cm、胫骨角大于100°、胫骨干上下段轴线成角大于10°，或膝外翻畸形胫骨角小于80°，可以考虑截骨矫形治疗；但如果病人膝内、外翻畸形较小，而心理压力较大，也可以根据情况酌情考虑截骨手术治疗。膝内、外翻畸形的手术矫正应根据畸形部位的实际情况选择合适的手术方式。

（三）孟氏疗法的具体操作

1. 胫骨上端倒U形截骨、腓骨下端斜行截骨联合骨折复位固定器固定术

（1）适应证：①膝内翻畸形位于胫骨上端者，主要表现为胫骨角大于100°，而膝关节其他部位和大、小腿无明显畸形；②膝外翻畸形位于胫骨上端者，主要表现为胫骨角小于80°，而膝关节其他部位和大、小腿无明显畸形。

（2）术前准备。

1）一般准备：检查身体，明确诊断，准备手术。

2）器械准备：挑选常用的手术器械及胫腓骨骨折复位固定器，消毒备用。

（3）麻醉与体位：一般选用硬膜外麻醉，病人取仰卧位。

（4）手术步骤。

1）穿针：按照胫腓骨骨折复位固定器治疗小腿骨折的要求在术肢上穿针。一般选用直径3 mm的克氏针，上端的穿针

部位选择在胫骨结节上 1 cm 处，下端的穿针部位选择在外踝上 5 cm 处，穿针时应由小腿外侧向内侧穿。

2）胫骨上端倒 U 形截骨：在胫骨上端以胫骨结节为中心，做一个长约 5 cm 的纵弧形切口，弧顶位于胫骨结节外侧。在胫骨结节下纵向切开骨膜约 4 cm 长，用弧形骨刀做一侧的弧形截骨，弧顶位于胫骨结节下，弧高约 2 cm，整个截骨线呈开口向下的倒 U 形。截断胫骨上端后，用骨刀撬拨以确定截骨处完全截断（图 3－14）。

3）腓骨下端斜行截骨：在小腿外侧外踝上 10 cm 腓骨外侧做一长约 3 cm 的纵行切口，在腓骨长、短肌之间进行分离，直达腓骨骨膜，用直径 1.5 mm 的骨钻自外下向内上与腓骨成 45°角钻通骨质，用骨刀或摆锯沿所钻骨孔的方向截断腓骨（图 3－14）。

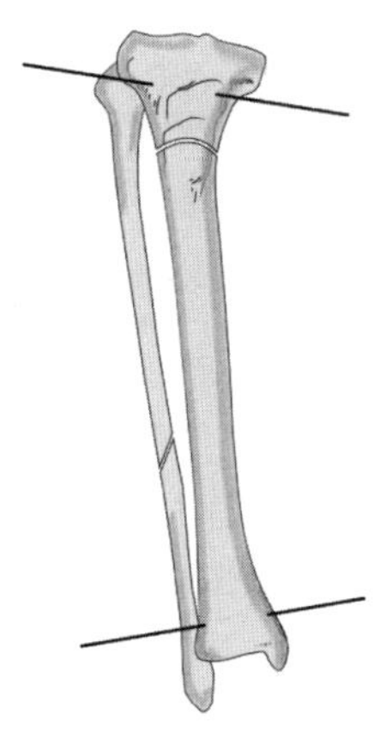

图 3－14　胫骨上端倒 U 形截骨与腓骨下端斜行截骨

4）矫形固定：将胫腓骨骨折复位固定器安装在术肢的两枚骨圆针上，锁针器的螺母不锁紧。将术肢伸直，使踝关节处于中立位，测量术肢力线。膝内翻畸形者应使术肢的力线经过髌骨的外缘而呈极轻度的外翻位，膝外翻畸形者应使术肢的力线经过髌骨中线而不可矫枉过正，将踝关节矫正呈中立位，直至肢体形状满意为止。拧紧锁针器，调整骨折复位固定器使截骨端轻度加压，以增加截骨端的稳定性。

5）关闭切口。生理盐水清洗切口，逐层关闭。

（5）术后护理。

1）术后用药：适当应用抗生素。

2）针道护理：一般术后 3 周内应隔日给针道换药一次，以后根据情况 2～3 天换药一次。

3）体位及功能锻炼：术后将术肢抬高，减轻术肢水肿。手术反应消失后，开始练习足踝部运动；术后 1～2 周即可练习扶双拐下地、患肢不负重的功能锻炼。随着锻炼时间的延长，逐渐增加术肢的负重量。当术肢负重量达到体重的 2/3 时，病人可扶单拐行走。术肢负重量达到病人的全部体重，即可拆除骨折复位固定器。

2. 胫骨下端 U 形截骨、腓骨中段斜行截骨联合骨折复位固定器固定术

（1）适应证：本术式适用于膝内翻畸形主要位于胫骨下端、踝关节上方者。

（2）术前准备、麻醉与体位等请参见上述有关内容。

（3）手术步骤。

1）穿针：穿针方法与胫骨上端倒 U 形截骨、腓骨下端斜行截骨相同。

2）胫骨下端 U 形截骨：在胫骨下端前方做一纵弧形切口，长约 5 cm。在胫骨前肌腱和踇长伸肌腱之间进行解剖，直达胫骨前面。在胫骨下端做一开口向上的弧形截骨（U 形截骨），截骨部位于皮质骨和松质骨接合处（图 3－15）。

3）腓骨中段斜行截骨：在小腿中段外侧做一长约 5 cm 的纵行切口，切开皮肤、皮下浅层组织等，分开腓骨长、短肌的间隙，用骨钻沿预先设计好的截骨方向并排钻 2～3 个孔，用骨刀或摆锯沿钻孔方向截断腓骨（图 3－15）。

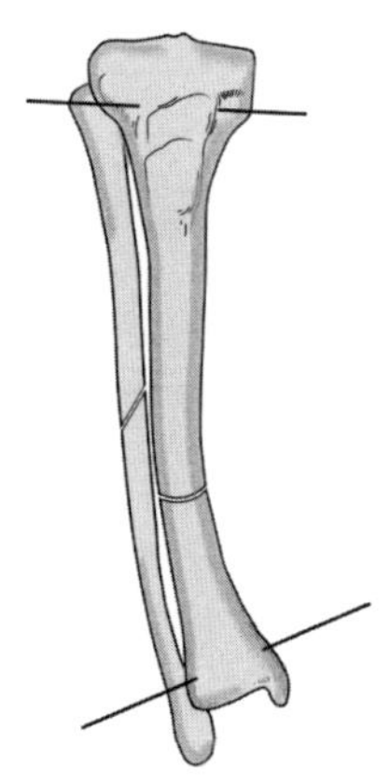

图 3－15　胫骨下端 U 形截骨与腓骨中段斜行截骨

4）矫形固定：同胫骨上端倒 U 形截骨、腓骨下端斜行截骨。

5）关闭切口。

（4）术后护理。参见前面相关内容。

3. 胫骨上端倒U形截骨、胫骨下端U形截骨、腓骨中段截骨联合骨折复位固定器固定术

（1）适应证：本术式适用于膝内翻畸形主要位于胫骨上端和胫骨下端，而胫骨干的畸形不明显者。

（2）术前准备、麻醉与体位等参照前面相关内容。

（3）手术步骤。

1）穿针：按照前面胫骨上端倒U形截骨所介绍的方法穿针，使上、下两枚针与膝、踝关节面平行。

2）胫骨上端倒U形截骨：参见本节“胫骨上端倒U形截骨、腓骨下端斜行截骨联合骨折复位固定器固定术”所介绍的内容。

3）胫骨下端U形截骨：参见本节“胫骨下端U形截骨、腓骨中段斜行截骨联合骨折复位固定器固定术”所介绍的内容。

4）腓骨中段截骨：在小腿中段外侧的腓骨上做斜行截骨。

5）矫形固定：将胫腓骨骨折复位固定器安装在术肢的两枚骨圆针上，矫正术肢的畸形，测量术肢力线，确认畸形矫正满意后拧紧固定的调节螺母和锁针器螺母，调整骨折复位固定器，使截骨端轻度加压以增加稳定性。

胫骨上端倒 U 形截骨、胫骨下端 U 形截骨与腓骨中段截骨见图3－16。

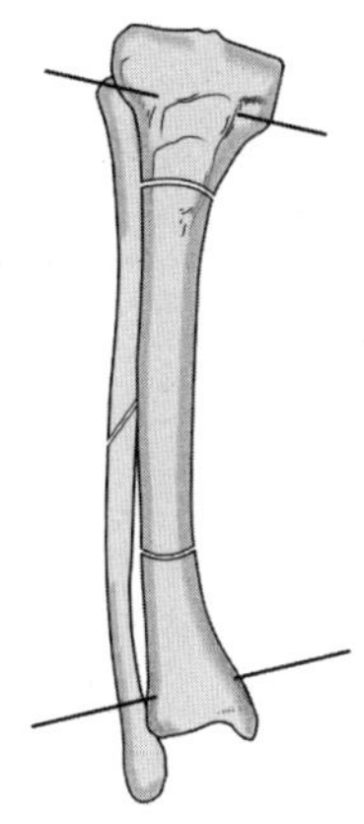

图 3－16　胫骨上端倒 U 形截骨、胫骨下端 U 形截骨与腓骨中段截骨

6）关闭切口。

（4）术后护理。参见前面相关内容。

4. 股骨髁上 U 形截骨联合股骨骨折复位固定器固定术

（1）适应证：本术式适用于膝内、外翻畸形位于股骨下段者。

（2）术前准备、麻醉与体位等参照前面相关内容。

（3）手术步骤。

1）切口与暴露：在大腿前外侧自股骨髁上 3 cm 处向近侧做 8～10 cm 的皮肤切口，从股外侧肌与股直肌之间进入，分离股中间肌直达骨膜。

2）截骨矫形：先用骨刀刻画出 U 形的截骨痕迹，其远端平面相当于髁上 2 ~ 3 cm 处。截骨后把近侧截骨端插入远侧截骨端之髓腔内约 2 mm 深，以防止远端向后成角。然后内收或外展小腿，矫正畸形。股骨髁上 U 形截骨见图 3 – 17。

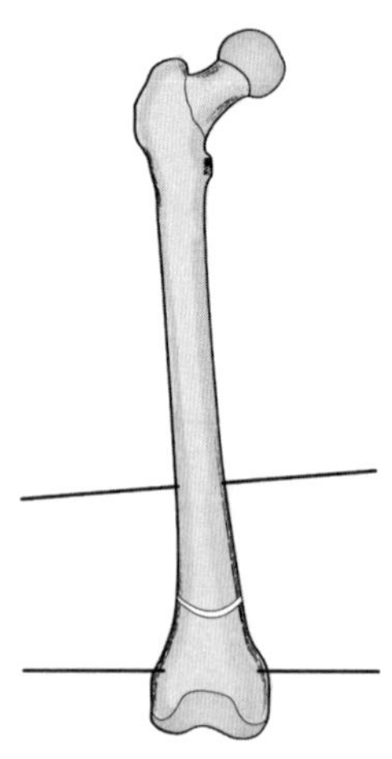

图 3 – 17　股骨髁上 U 形截骨

3）穿针并安装外固定器：在截骨远端 3 ~ 4 cm 处沿水平面由外向内垂直于股骨用手摇钻或低速电钻钻入直径 3 mm 的克氏针，再于近端距截骨面 8 ~ 10 cm 的位置，由内向外穿针，使此针垂直于股骨干，并与远侧针在内侧有一与原内翻或外翻度数相等的夹角。第 2 枚针钻入后，安装骨折复位固定器，而后调整两侧螺母轻度加压使截骨端严密接触。此后屈曲膝关节 15°，于截骨面近端 3 ~ 5 cm 处由内向外穿入第 3 枚针，使之仅穿透对侧骨皮质，并将其固定于中间螺杆上的可调弧形固定座上。

4）冲洗切口，逐层缝合切口。

5. 胫骨上端倒 U 形截骨、胫骨中下段长斜行截骨、基底截断截骨、腓骨截骨联合骨折复位固定器固定术

（1）适应证：本术式适用于膝内翻畸形位于胫骨近端及胫骨干者，X 线表现为胫骨角大于 100°，胫骨干呈弧形，上、下段轴线成角大于 10°。

（2）术前准备、体位与麻醉等参见前面相关内容。

（3）手术步骤。

1）穿针：参照“胫骨上端倒 U 形截骨、腓骨下端斜行截骨联合骨折复位固定器固定术”中的有关内容。

2）胫骨上端倒 U 形截骨：参照“胫骨上端倒 U 形截骨、腓骨下端斜行截骨联合骨折复位固定器固定术”中的有关内容。

3）胫骨中下段长斜行截骨：在小腿中下段沿胫骨嵴外侧做一长 8 ~ 10 cm 的纵切口，切开骨膜，做骨膜下剥离，暴露胫骨中下段。在胫骨干畸形最为明显处做一内低外高的长斜行截骨线，长 8 ~ 10 cm。截骨既可以使用骨锯，也可以使用骨钻和骨刀，但从临床结果来看，用骨锯截骨的愈合时间较用骨钻和骨刀截骨的愈合时间长，这可能与骨锯截骨时产生的热能损伤骨组织有关。在截骨近端的 1/3 ~ 1/2 处横行截断，截下的骨块用生理盐水纱布包裹保护（图 3 – 18）。

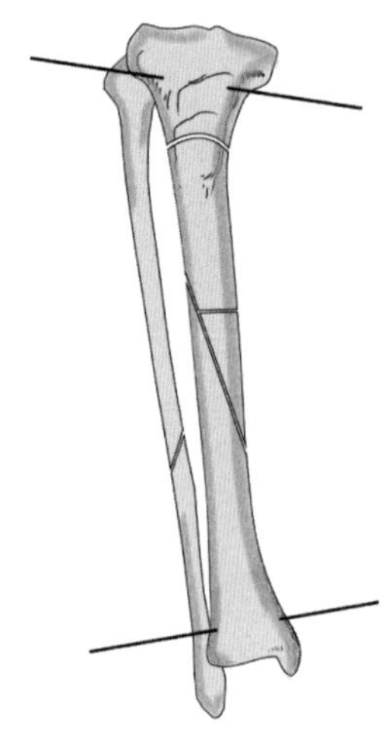

图 3－18　胫骨上端倒 U 形截骨、胫骨中下段长斜行截骨、基底截断截骨与腓骨截骨

4）腓骨截骨：在小腿中段外侧做一长约 6 cm 的纵行切口。切开浅层组织，显露腓骨长、短肌，在二者之间进行分离，直达腓骨表面。切开腓骨骨膜，暴露腓骨 4～5 cm，采用“胫骨上端倒 U 形截骨、腓骨下端斜行截骨联合骨折复位固定器固定术”的方法将腓骨做长斜行截骨。

5）矫形固定：将小腿矫形并测量下肢力线，把胫腓骨骨折复位固定器安装在术肢上，调节复位固定器的螺母，矫正畸形。观察胫骨中下段截骨处截骨端的对合情况。由于胫骨干呈弧形畸形，做长斜行截骨矫正后，截骨处呈开口状。将截下的骨块填塞在开口的骨缺损处。

6）关闭切口。

（4）术后护理。参见前面相关内容。

6. 股骨下端U形截骨、胫骨上端倒U形截骨、腓骨斜行截骨联合骨折复位固定器固定术

（1）适应证：严重膝内翻畸形，且畸形位于股骨下端和胫骨上端。X线表现为股骨角大于90°、胫骨角大于100°，单独在股骨或胫骨行手术矫形时不能完全矫正畸形者。

（2）术前准备、麻醉与体位等同前。

（3）手术步骤。

1）穿针：大腿穿针按照股骨干骨折复位固定器的穿针方法，定点画线，上段的针位于大腿中上1/3处，方向由前外斜向后内，注意股内侧的神经、血管；下端的针位于股骨髁上，方向由内向外，注意内侧的重要软组织。小腿穿针按照胫骨上端倒U形截骨所介绍的方法进行，参见有关内容。

2）股骨下端U形截骨：取大腿下段前外侧切口，切开浅层组织，显露肌层。分开股直肌和股外侧肌，显露股中间肌。切开股中间肌，注意保护髌上囊，切勿进入膝关节腔，显露股骨下端。在干骺端处进行截骨，截骨线形如U字的弧形，弧顶位于截骨远端的中央，弧高约2 cm。用弧形骨刀在设计好的截骨处凿出弧形线，确定截骨线良好，再分层截断股骨（图3－19）。

3）股骨矫形固定：将股骨骨折复位固定器安装在大腿所穿的两枚骨圆针上，将肢体远端向外侧矫形，确认股骨下端畸形矫正后，即可拧紧固定器、锁针器的螺母，调整骨折复位固

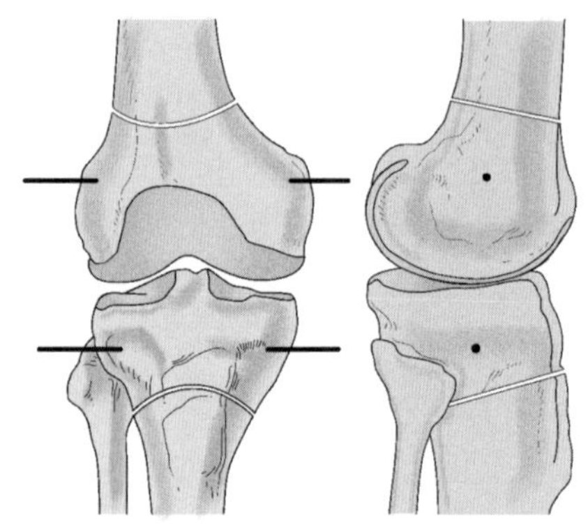

图 3-19　股骨下端 U 形、胫骨上端倒 U 形联合截骨

定器，使截骨端轻度加压以增加稳定性。

4）胫骨上端倒 U 形截骨：参照“胫骨上端倒 U 形截骨、腓骨下端斜行截骨联合骨折复位固定器固定术”中的有关内容。

5）胫骨矫形固定：参照“胫骨上端倒 U 形截骨、腓骨下端斜行截骨联合骨折复位固定器固定术”中的有关内容。

6）腓骨斜行截骨：参照“胫骨上端倒 U 形截骨、腓骨下端斜行截骨联合骨折复位固定器固定术”中的有关内容。

7）关闭切口。

（4）术后护理。参见前面相关内容。但是由于此术式是股骨和胫（腓）骨的双部位截骨，所以下床时间要推迟到术后第 3~4 周，临床愈合时间与拆架时间也应相应后延。

（四）并发症的处理

1. 髌骨脱位

膝内、外翻畸形严重时，部分病人伴有髌骨脱位，在治疗时要考虑到此并发症对膝关节功能的影响，最好在矫形时同时予以处理。胫骨结节是股四头肌收缩时肌力的作用点，膝内、外翻畸形多是由于局部骨骼发育障碍，股四头肌的作用点发生一定程度的变化，股四头肌的力线在人体的冠状面上向内或外侧移位。髌骨作为该力学装置上的一个结构，在上下的生理运动中，必然产生向内或向外的非生理运动。当这种非生理运动过度，股骨的内、外侧髁不能限制髌骨在股骨的关节面上运动而向一侧脱出，就会形成髌骨脱位。

临床上膝内翻病人少见髌骨脱位，仅十分严重者伴有髌骨内侧半脱位或脱位，而经截骨矫正后，股四头肌的力线也自然恢复正常，无须再行其他处理。如髌骨内侧脱位经矫形后仍不能复位，则应采用更为复杂的手术治疗。一般根据脱位的具体原因采用不同的方法：内侧膝关节囊、支持带挛缩，应考虑髌韧带成形术；股四头肌力线不正，可采取胫骨结节移位术；股骨内侧髁发育障碍，应行股骨内侧髁抬高阻挡术。

膝外翻并发髌骨脱位、半脱位者临床较常见。股骨在发育过程中就有一个外倾角，股四头肌在收缩时除了产生向上的力外，还会产生一个向外的分力，使髌骨有向外脱位的趋势。膝外翻畸形使这种分力增大，髌骨更加容易产生半脱位或脱位。

大多数髌骨外侧半脱位、脱位，经股骨髁上截骨矫形手术改变了膝部的生理力线，使股四头肌肌力的外侧分力减小到正常范围，并使髌骨脱位得以恢复。但有些局部发育畸形者，即使矫正膝外翻，髌骨脱位也难以改善。对于此类病人在术前应有充分准备，并采取必要的治疗措施。一般以胫骨结节移位术、髌韧带成形术、股骨外侧髁抬高阻挡术等进行治疗。

2. 膝关节失稳

膝关节内、外翻畸形病人由于下肢负重力线发生了明显的病理改变，膝关节在承受载荷时失去平衡，为了维持人体的直立状态，膝关节的内侧或外侧就要承受过大的张力。这种张力直接作用于膝关节的韧带上，经过长时间、反复的牵拉，就会造成某一侧的韧带松弛，膝关节失去韧带的稳定作用，就会出现失稳。受影响的主要是内、外侧副韧带，而其他软组织受影响较小。所以，临床上常出现膝关节前内侧或前外侧旋转失稳。病人表现为膝关节不适，软弱无力，摇摆不稳，日久出现疼痛，严重者畸形复发。

膝关节畸形合并失稳时，一部分旋转失稳较轻者，经矫形手术恢复下肢正常的生理力线，失稳可以代偿；或手术后在医生的正确指导下，进行功能锻炼，通过膝部肌力补偿侧副韧带的松弛，使膝关节在运动中保持灵活和稳定。另外一部分旋转失稳较重者，若经恢复力线和功能锻炼仍不能恢复膝关节稳定，则需手术治疗。关于手术时机的选择，应根据病情而定。

如侧副韧带松弛较轻，可以考虑保守治疗；如松弛明显、失稳严重者，可以考虑与矫形手术同时进行；介于二者之间，难以决断者，可以向病人说明情况，先行保守治疗，如保守治疗无效且膝关节失稳症状加重，再择期进行手术。

对前内侧旋转不稳者，可行内侧副韧带加强紧缩术。手术取膝内侧切口，切开浅层组织，暴露膝关节内侧关节囊等组织。在切口的后侧寻找半腱肌腱，并将其游离出来。在股骨内上髁处切开附着于该处的纤维组织，用骨凿切下股骨内上髁的一块骨片并撬起。使膝关节伸直并内翻，将游离的半腱肌腱向前牵拉，植入股骨内上髁的骨缺损处，把撬起的骨片压盖在肌腱表面，用螺钉固定骨片和肌腱。强力缝合移位的肌腱和关节囊、周围的纤维组织，以增强内侧副韧带的紧固度。

对前外侧旋转不稳者可行股二头肌腱移位术。取膝关节外侧切口，切开并适当游离浅层组织，暴露膝部外侧组织。在切口后方寻找并分离股二头肌腱及附着的腓骨头，注意保护腓总神经。将腓骨头外侧部分斜行凿下，伸直并外翻膝关节。在胫骨平台前下方切开骨膜，凿去表面骨皮质使之形成一粗糙面，把凿下的腓骨头向前下方拉紧，放在粗糙面上，用螺钉固定。强力缝合移位后的股二头肌腱及其附近的关节囊、外侧副韧带等纤维组织，以加强外侧组织的强度。

术后均需用石膏托固定膝关节于伸直位 3 周，去石膏后逐步进行膝关节功能锻炼。

二、膝骨关节炎

骨关节炎，又称为增生性、肥大性或退行性骨关节炎等，临床上多为中老年人患病，故又称为老年性骨关节炎。膝骨关节炎的主要病理变化是关节软骨的退变，大多数膝骨关节炎病人可以并发膝内翻畸形，股胫角减小而胫骨角正常；少数病人膝外翻，股胫角增大而股骨角正常。

（一）膝骨关节炎常用的治疗方法

中医治疗方法：中药内服、中药外治、针灸、小针刀、推拿等。

西医治疗方法：口服西药、关节内注射药物、臭氧注射等。

手术治疗：经以上方法治疗后仍不能有效减轻症状、影响关节活动者，可考虑手术治疗。主要方法是使用关节镜行微创手术和行开放手术。开放手术包括截骨矫形术及人工关节置换术等。

（二）孟氏疗法的适应证和禁忌证

孟氏疗法治疗膝骨关节炎采用截骨配合孟氏架外固定的方式，主要针对膝骨关节炎属Ⅱ、Ⅲ度者。若关节软骨磨损严重，程度为Ⅳ、Ⅴ度者，不建议单独采用此类治疗方式。膝骨关节炎的手术矫正应综合考虑病人的临床症状、体征并结合其影像学表现，选择合适的截骨方式。

（三）孟氏疗法的具体操作

1. 器械

胫腓骨骨折复位固定器和（或）股骨骨折复位固定器。

2. 麻醉

硬膜外麻醉或蛛网膜下腔阻滞。

3. 手术方式

（1）胫骨次高位倒 U 形、腓骨斜行截骨术。

1）适应证：膝骨关节炎股胫关节内侧型，病变程度属Ⅱ、Ⅲ度。病人伴有膝内翻畸形，症状、体征主要表现在膝内侧，而髌股关节没有受到影响。

2）手术方法。

①胫骨次高位倒 U 形截骨：在小腿上前方胫骨结节部，做基底位于外侧的弧形皮肤切口，长约 5 cm。切开皮肤、皮下组织，直接显露胫骨上端的前方。在胫骨结节内侧 0.5 cm 处纵行切开骨膜 4～5 cm。以骨膜剥离器小心地在骨膜下剥离，切勿将骨膜剥破，尤其在剥离胫骨外侧骨膜时不要用力过猛，以免损伤腓深神经。将胫骨上端的前、内、外侧彻底暴露。然后以胫骨结节下 0.5 cm 处为截骨线最高点，用骨刀呈倒 U 状弧形切断胫骨上端（图 3－20）。

②腓骨斜行截骨：在小腿外侧，外踝上 6～8 cm，沿腓骨前外侧缘做纵行皮肤切口，长约 3 cm。暴露腓骨长、短肌后，分开两肌的间隙，直接显露腓骨；纵行切开腓骨骨膜，行骨膜

下剥离，将腓骨的中下1/3交界处充分暴露。用薄而锐利的骨刀自外下向内上斜行切断腓骨（图3-20）。

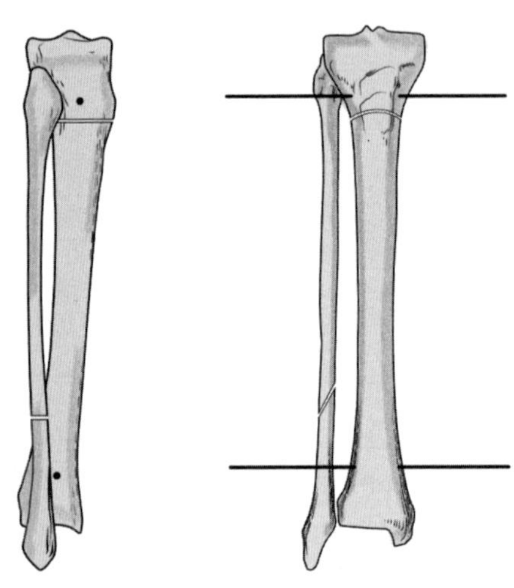

图3-20　胫骨次高位倒U形截骨、腓骨斜行截骨

③安装骨折复位固定器：用2枚直径3~3.5 mm的骨圆针，在截骨近端腓骨头和胫骨结节连线的中点处进针，平行于膝关节平面穿过胫骨上端，注意穿针应在截骨线以上。远端在外踝上6 cm处腓骨前缘进针，与胫骨长轴垂直穿过胫骨。将骨折复位固定器安装在小腿的2枚骨圆针上，用手法纠正小腿的内翻畸形，调整支撑杆上的调节螺母，轻度加压使截骨端稳定。再次测量下肢力线，如尚有残余畸形则进一步调整，直至符合要求。

④关闭切口。

（2）胫骨高位截骨、胫骨结节抬高术。

1）适应证：膝骨关节炎全关节型，病变程度属Ⅱ、Ⅲ度者。病人伴有膝内翻畸形，症状和体征主要表现在股胫关节内侧和髌股关节。

2）手术方法。

①以胫骨结节为中心做长 5 cm 凸向内侧的弧形切口，切开皮肤、皮下组织，翻开皮瓣，显露骨膜。要保持骨膜完整，在胫骨嵴内缘 2 ~ 3 mm 处纵向切开骨膜，切口长 5 ~ 6 cm，用骨膜剥离器将胫骨上端的内、外侧及部分后侧的骨膜完整地剥离。在髌韧带两侧做 V 形切口，钝性分离关节囊的纤维层和脂肪组织，使髌韧带游离，用纱布条将髌韧带提起，以便显露髌韧带的止点。以峨眉凿在髌韧带止点上部与骨面呈 15°角行倒 U 形截骨，沿已截成的 U 形两臂延长线将胫骨上端截断，胫骨平台段系一前短后长的 U 形骨块。

②矫正膝内翻畸形：外展胫骨体段，以改变胫骨内外侧平台与股骨内、外侧髁的应力关系，内翻角度的大小决定外展的度数，恢复下肢矢状面的轴线，并适当“矫枉过正”（一般呈 3°~ 5°的轻度外翻）。

③矫正胫骨内旋畸形：外旋胫骨体 30°~ 40°，以改变髌骨与股骨滑车间的应力关系。

④胫骨结节前移：将胫骨体前移 0. 5 ~ 0. 8 cm，使髌韧带相对松弛，以改变髌骨软骨面与股骨滑车的应力集中现象。

因截骨在胫骨结节上的松质骨区进行，截骨后接触面积较大，故有利于做三维畸形矫正。胫骨高位截骨、胫骨结节抬高术见图 3－21。

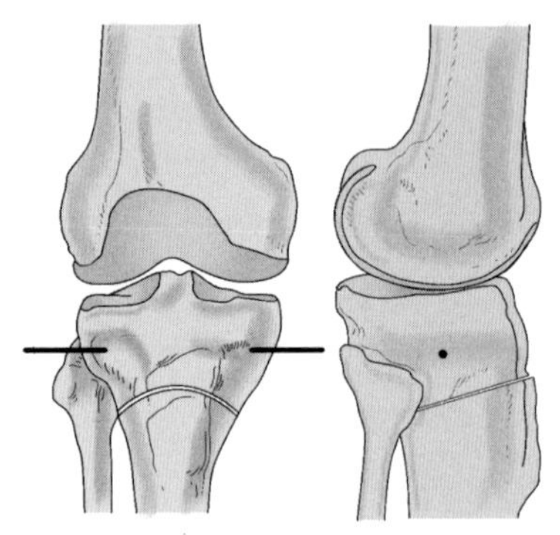

图 3－21　胫骨高位截骨、胫骨结节抬高术

⑤安装骨折复位固定器。解剖学研究发现，胫骨结节与胫骨平台间的距离为 4～5 cm，穿针部位应在胫骨结节与胫骨平台连线的中点（在 2～2.5 cm 处）；胫骨结节到胫骨平台的后缘间的距离为 6～7 cm，穿针部位应在胫骨平台横断（水平）面的中点（在 3～3.5 cm 处），由外侧向内侧穿入一枚直径为 3～3.5 mm 的骨圆针，使针通过截面核心，有利于截骨后加压和牵引的稳定性。在内踝上 5～8 cm 处由外侧向内侧与踝穴平行穿入另一枚直径 3～3.5 mm 的骨圆针。将胫腓骨骨折复位固定器（在术前根据肢体长短将其调整适度）安放在矫正畸形后的小腿处，分别将近端一枚骨圆针与锁针器放置于近端的半环形托板的滑槽中，再将远端的一枚骨圆针及锁针器放置于远端的半环形托板的滑槽中，直视下对位对线均满意后，使小腿位于骨折复位固定器的中间，方可将骨圆针针座的螺母锁紧。在胫骨远端后方放置一肾形弯盘，压迫胫骨远端，使截骨远端

向前翘起，随之，将支撑杆上的调节螺母加以调整，缩短两针的垂直距离以使其呈轻度加压状态，即可达到稳定胫骨结节前移的效果。

由于截骨面大，应根据需要矫正畸形，穿针并使截骨后的肢体－针－架形成几何不变体系，截骨面有15°倾角，可用压力将胫骨结节前移0.5～1 cm，截骨端密切接触，既增加截骨后的稳定性，也为骨细胞爬行缩短距离，加速愈合。

⑥关闭切口。由于本手术为矫形手术，对外观有一定要求，为减小切口愈合后的瘢痕，故针要细，缝合边距要小。

本术式和固定技术与传统的方法（如Coventry胫骨高位截骨术及腰野式胫骨高位截骨术）相比较，具有切口小、软组织与骨组织剥离范围小、出血少、操作简便的优点。穿针2枚，调整灵活，针径细，要求穿针通过骨的截面中心，固定力分布均匀，且具有弹性，截骨端不存留异物，根据固定需要还可以适当增加固定针的数量以增强固定的稳定性，构成三维立体弹性固定的形式，为肢体与关节的早期功能活动创造条件。截骨端无异物存留，为顺利愈合创造了良好的组织学与生物力学环境。此术式因切口小、剥离少，故称为“有限手术”。三维弹性外固定方法可根据固定需要随时调整，避免二次手术取出异物之虞。

（3）股骨下端截骨术。

1）适应证：膝骨关节炎属股胫关节外侧型，病变程度为

Ⅱ、Ⅲ度者。病人伴有膝外翻畸形，症状和体征主要表现在膝关节外侧。

2）手术方法。

①股骨下端截骨。取大腿前外侧切口的下段，做一长10～12 cm的纵行切口，显露股骨下端截骨部位。纵行切开股骨下端骨膜，尽可能完整地剥离骨膜，避免损伤髌上囊。将内侧皮瓣向前内侧拉起，在股骨下端前面做U形截骨（图3－22），并保护好后方的血管、神经。截骨完成后，用手法矫正畸形，恢复正常的下肢力线。

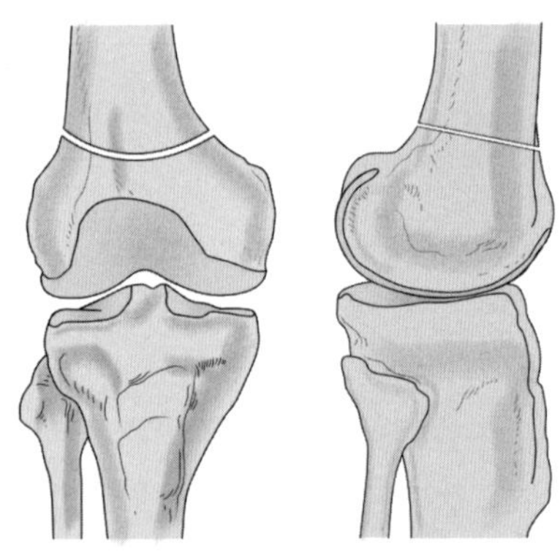

图3－22　股骨下端截骨

②安装骨折复位固定器。选择2枚直径3 mm的骨圆针。第1枚针在距截骨端远侧3～5 cm处由内向外穿出，平行于关节面。第2枚针在股骨中段垂直于股骨干轴线从前内侧向后外侧穿出，避开收肌管。安装股骨骨折复位固定器，调整固定器的调节螺母，矫正畸形并使截骨端轻度加压，以增强截骨端的稳定性。

③关闭切口。

4. 术后体位与功能锻炼

病人手术后，应用体位垫抬高患肢约20 cm。

病人术后7～14天开始扶双拐下地，进行早期功能锻炼，每日下床活动1～2次，逐渐增多，无须过度负重，以不引起患肢疼痛为度。一般病人8～10周达临床愈合，即可拆除外固定器，但年老体弱者可推迟至12周。

三、肢体短缩畸形

双下肢不等长大于3 cm时，则出现明显的骨盆倾斜、脊柱侧弯、足下垂、步态异常、明显跛行，甚至对侧膝髋关节屈曲，行走困难，久之尚可能产生创伤性关节炎，故需尽早矫治。

（一）肢体短缩畸形常用的治疗方法

目前临床常用的肢体延长方法有胫骨延长术、股骨一次和（或）多次延长术、骨盆截骨延长术、骨骺牵拉分离术、干骺端截骨延长术、骨干牵伸肢体延长术等。大腿短缩为主者，以延长股骨为宜；小腿短缩为主者，以延长胫骨为宜；大小腿皆短缩，髋、膝功能良好，宜选用股骨延长术，目的在于使两膝关节同高。兼有足部畸形者，以延长胫骨为宜。

（二）孟氏疗法的适应证与禁忌证

1. 孟氏疗法肢体延长术的适应证

（1）干骺端截骨延长术。干骺端截骨延长术的适应证：

①下肢短缩3 cm以上，短缩主要在小腿，骨骺已闭合并能配合治疗者；②下肢各大关节稳定性好，无骨质疏松，肌力在3级以上者；③膝内翻与屈曲挛缩不严重，经本术能矫正者；④主要脏器功能正常，能够承受手术者；⑤年龄16~32岁。

（2）骨骺牵伸延长术。骨骺牵伸延长术是一种不截骨、无切口、不出血、创伤小、愈合快、可较大幅度延长肢体的方法，但受严格的年龄限制，有关节严重僵直、骨骺早闭的可能。常用的有股骨下骨骺、胫骨上骨骺与胫骨下骨骺牵伸延长三种手术方法。骨骺牵伸延长术的适应证：①肢体短缩大于3 cm，肌力在3级以上；②短缩肢体各关节稳定或有轻度挛缩，膝内、外翻畸形经本手术能矫正者；③能承受并配合手术者；④男14~15岁，女12~13岁，即骨骺闭合前1~2年。一般认为术前X线片示骨骺线模糊，有部分骨小梁穿过，但未完全钙化为最佳手术时期。

2. 孟氏疗法肢体延长术的禁忌证

孟氏疗法肢体延长术的禁忌证包括：①骨与软组织有急性炎症或慢性炎症治愈不足1年；②截骨延长部有较大瘢痕；③因年龄或其他因素不能配合手术者。

（三）孟氏疗法的具体操作

干骺端血运丰富，成骨能力强，手术创伤小，骨愈合快且能较大幅度地延长，因而干骺端截骨延长术是目前应用最多的延长方法，尤其是胫骨上干骺端截骨延长术，常被作为首选。

1. 胫骨上干骺端截骨延长术

（1）术前准备。

1）常规检查。掌握病史，了解病人全身情况及主要脏器功能，评估病人对手术的耐受性。

2）专科检查。检查病人关节功能，有无合并膝内、外翻及其他畸形，测量身高、骨长度及畸形程度、肌力等。摄双下肢全长正、侧位 X 线片，测量 X 线片之骨长度，计算畸形确切程度。

畸形检查测量：膝内翻者测量股骨内侧髁间距（自然直立位），膝外翻者测量内踝间距（卧位），以厘米为单位记录；以角度为单位记录膝屈曲、反张情况（平卧位）。X 线片分别测量双下肢股骨颈干角、股骨角、胫骨角、股胫角（股骨轴线与胫骨轴线之夹角，正常度数为 170°~175°）。股胫角小于 172°为膝外翻，大于 175°为膝内翻。

骨长度检查：股骨从大粗隆顶点到股骨外侧髁下缘；胫骨从平台内上缘到内踝下缘；腓骨从腓骨头上缘到外踝下缘。

下肢力线测量：从髂前上棘至足背侧 1、2 趾间连线，正常为不能过髌骨外缘，偏外为外翻，偏内为内翻，距髌骨外缘距离以厘米为单位记录。X 线片力线测量方法为：从股骨头中心到同侧踝关节中心，正常为通过髌骨中点，偏内为膝内翻，偏外为膝外翻，同样以厘米为单位记录。

3）选择外固定延长器。外固定延长器以多平面或单平面双边式为佳，常用的有半环槽式、组合式、框式、钩槽式以及 Ilizarov 全环式。本书主要介绍孟和式带移动式锁针器及弧形压板的外固定延长器。

4）术前在 X 线透视下或通过摄片标记穿针位置。在术侧小腿胫骨平台下 2 cm 平行膝关节面、小腿中上 1/3 处、胫腓骨远端垂直骨干以骨圆针为标志，用标记笔标记 3 条穿针线（如图 3－23 中 1－3 所示）；在小腿外侧，腓骨头前上缘至外踝前缘，用标记笔画 1 条线，该线必须在胫骨干骺端矢状面中线后侧，最好在中后 1/3 处（如图 3－23 中 4 所示）。为减少 X 射线辐射，可用胶带将 4 枚短骨圆针固定于上述 4 条线上，再摄小腿正侧位片，以证实画线是否准确，如稍有偏差，可以此片为参照，手术穿针时予以纠正。

（2）手术方法。

采用蛛网膜下腔阻滞或硬膜外麻醉，病人取平卧位。

1）穿针。按术前画线在 1、4 两线（图 3－23）交点沿水平面由外向内钻入直径 3. 5～4 mm 的骨圆针 1 枚，在胫腓骨远端腓骨前缘处（矢状面骨干中心），沿水平面由外向内钻入 1 枚直径 3mm 的骨圆针。如小腿有旋转畸形，在平台下穿针时，应保持髌骨在正前位，中下 1/3 穿针是中正前位。

2）腓骨截骨。在小腿中上段或中下段（避开穿针部位）外侧沿腓骨做长 3 cm 纵行切口，从肌间隙进入觅及腓骨，剥离少许骨膜，用直径 4 mm 钻头在骨中央打孔，以孔为中心斜

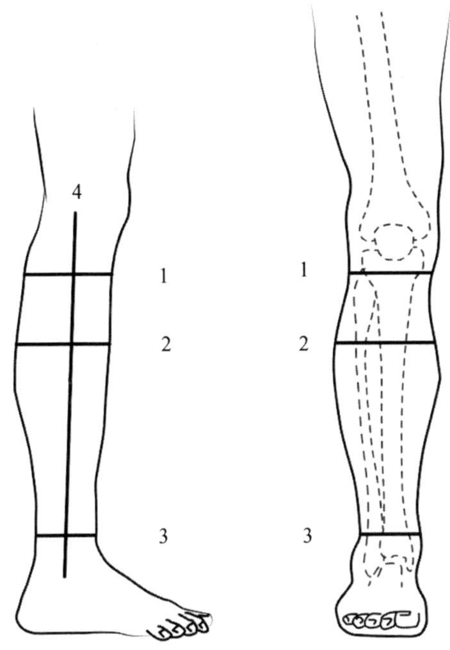

图 3-23　穿针位置

行或横行截断腓骨，如合并膝内翻则须截除腓骨 0.5～1 cm。

3）胫骨截骨。以胫骨结节下缘为中心，跨越胫骨前嵴做开口朝外之弧形切口，长约5 cm，直达骨膜外，不剥离切口两侧皮下组织，沿胫骨前嵴稍内侧纵向切开骨膜，行环形剥离，切忌撕裂，继之以结节中下 1/3 交界处为切线（约距平台下穿针处 2 cm 左右），用窄骨刀近环形横断骨皮质，尽量不伤及内膜和骨髓，后侧须在骨膜剥离器保护下，如合并膝内翻则宜以结节中下 1/3 交界处为顶点做倒 U 形截骨或 M 形截骨。术中必须确认皮质完全断裂，如后侧有少许连接，只需手持截骨远端内外摇动数次，即可完全断离。截骨完成后，以生理盐水纱布填塞并保护伤口。

4）安装孟和式胫腓骨外固定延长器再穿针。截骨完成后，由一助手牵动术肢足踝部保持正常肢位，术者与另一助手安放已调整好预定穿针位置的孟和式胫腓骨外固定延长器，将上下两枚已穿好的骨圆针在无张力的情况下，装入相应锁针器的孔眼内（干骺端用方形四孔锁针器，上端两孔孔距 1. 5 cm，下端两孔孔距 2 cm，两组孔眼均在矢状面呈前后位，截骨前干骺端均穿后位针，如病人干骺端粗大，宜在下端两孔穿针，如干骺端细小，则在上端两孔穿针。骨干用圆柱形纵行排列三孔锁针器，孔距可任意选择），并适当紧固锁针器，后通过外侧方形锁针器相应针孔插入 1 枚较下位针径细 0. 5 mm 的骨圆针，使之由内侧等位针孔穿出，务必使两针前后平行，不可弯折扭曲，并位于干骺端矢状面中线两侧的对称部位。最后在直视下断端对位满意、力线正常的情况下，依胫骨中上段标志线由内向外通过已安放好的锁针器针孔及矢状面胫骨中点钻入 1 枚直径为 3 ~ 3. 5 mm 的骨圆针，穿过对侧皮质后锤击出外侧锁针器等位针孔（防止钻头缠绕损伤外侧组织及灼伤），紧固外固定延长器各部件，断端适当加压，以减少术后渗血。间断缝合截骨部骨膜，原位间断缝合皮下组织、皮肤。

5）固定下胫腓关节。在外踝尖上 3 cm 处做一个长 1 cm 的纵行切口以达腓骨，切开并剥离少许骨膜，先用直径 2. 5 mm 的钻头预钻孔贯穿腓骨、胫骨，沿预钻孔拧入一枚直径3.5 mm的皮质骨螺钉，需穿透腓骨、胫骨4层骨皮质，全层缝合伤口，以固定下胫腓关节。

6）剪短各骨圆针针尾，酒精纱布、无菌敷料包扎伤口、针道口，橡皮膏粘贴针端。松开止血带。

7）复查力线，如不满意可调整延长器并使力线正常。

（3）术后处理。

1）一般处理。病人回病房后，以软枕垫高术肢小腿30°，常规换药观察；2周拆除伤口缝线。

2）延长方法。术后第8天（创伤反应消退后）开始以每天1 mm的速度延长，分4次完成。如合并膝内翻且术中未完全纠正者，则以内侧每天1 mm、外侧每天0.5 mm的速度进行，同时进行力线监测，如畸形矫正，则内、外侧等速延长，后期（一般延长6 cm后）可根据病人局部情况，以每天0.5~0.75 mm的速度延长，若发现病人足凉、苍白、青紫、肿胀、麻木、剧痛，趾、踝不能自主活动，应查明原因，减缓延长速度，暂停延长等。

3）定期摄X线片并观察。

4）功能锻炼。术后第4天，肢体疼痛消失或减轻，针道、伤口无渗血、渗液，可开始进行股四头肌舒缩及踝关节跖屈、背伸活动。拆线后可逐渐活动膝关节，延长前期以主动锻炼为主，后期（延长长度达5~6 cm）病人自主练习往往力不从心，应以被动功能锻炼为主。如此认真坚持，延长长度在8 cm

以下，一般不需行跟腱延长术。如病人长期穿高跟鞋或有高弓足等畸形，经锻炼仍呈垂足畸形者可在停止延长后考虑施行跟腱延长。以延长 7~8 cm 为例，停止延长 3 个月后可试行床边站立，或足蹬床角练习，4 个月后可扶双拐练习行走，5 个月骨愈合后，拆除外固定器仍需扶双拐练习，并逐渐负重。一般拆除外固定器后 2~4 个月，术肢功能可基本恢复到术前水平。延长长度小于 6 cm 或大于 8 cm，可依病人主诉、延长部骨硬度、X 线片所示骨愈合情况酌情调整上述各期开始锻炼的时间。

（4）拆除外固定延长器。

1）拆除外固定延长器的时间。依据病人的年龄、体质状况和延长总长度等情况严格执行。过早拆除有使新骨压缩、变形，甚至骨折的可能；拆除过晚则影响其功能锻炼和进一步骨愈合的进程。一般以骨愈合标准确定拆除外固定延长器的时间。以延长 7~8 cm 为例，一般 8~10 个月达骨性愈合后即可拆除外固定器。

保留外固定器的时间与延长距离关系最大。以延长 4 cm 为例，一般要固定 5 个月，延长量每增加 1 cm，固定时间相应延长 1 个月，成年病人有时需要增加 2 个月。少数成年病人可在延长区内侧出现新骨形成迟缓或不全的情况，固定时间应增加 1~3 个月。

2）截骨延长骨愈合标准。第一，物理检查局部无压痛及轴向叩击痛，骨硬度与上下端非延长区骨硬度基本相同。第二，弃拐带架行走，延长区无疼痛、无异常活动。第三，X 线片示延长区充满新生骨痂，骨小梁清晰，沿应力方向排列整齐，骨皮质连续，骨密度达原骨密度的 70%~80%。具备以上 3 条即视为骨愈合，可拆除外固定延长器。

2. 胫骨下干骺端截骨延长术

预定延长量在 5 cm 以下、膝部无力线畸形者，可行此术式，余同胫骨上干骺端截骨延长术。

（1）穿针。先在踝关节面上 2 cm 处，从外向内前后平行穿入直径 3 mm 的骨圆针 2 枚，间距 1.5~2 cm，后方 1 针必须穿过腓骨，而且 2 枚骨圆针务必在胫骨下干骺端矢状面中线两侧对称部位，以保证胫腓骨远端同步延长，并防止牵伸延长过程中截骨远端旋转影响踝关节功能。其后在胫骨结节与腓骨头连线中点从外向内平行膝关节面钻入直径 3 mm 的骨圆针 1 枚。最后在胫骨中下 1/3 处腓骨前缘由外向内钻入直径 3 mm 的骨圆针 1 枚（垂直胫骨干）。后 2 枚骨圆针应平行且最好位于胫骨纵轴中心线上。

（2）截骨。

1）胫骨截骨。从穿针线上缘起沿胫骨前嵴做开口朝外、长 4~5 cm 的弧形切口，不分离皮下组织，纵向切开骨膜，用骨膜剥离器向两侧剥离骨膜达胫骨后侧，在距穿针点 1~2 cm 处，用骨刀做 V 形截骨标志线，先用直径 3 mm 的钻头在标志线上打 4～5 个骨孔，后用骨刀截断胫骨（后侧在剥离器保护下截骨），截骨完成后，以生理盐水纱布保护伤口。

2）腓骨截骨。在小腿外侧中下 1/3 处沿腓骨做一个长 3 cm 的纵行切口，须在肌间隙钝性分离肌肉直达腓骨，切开部分骨膜并环形剥离，先用骨钻打孔，后用骨刀横断腓骨，缝合伤口。

3）安装孟和式胫腓骨外固定延长器。直视下胫骨断端对位对线满意后，紧固延长器各部件。

（3）术后处理同胫骨上干骺端截骨延长术。

3. 股骨下干骺端截骨延长术

下肢短缩主要在股骨，需行股骨截骨或股骨与胫骨联合截骨，为确保延长的总长度，宜行股骨下干骺端截骨延长术。但其严重妨碍膝关节活动，易造成膝关节僵硬甚至强直，而且大腿软组织丰厚，针皮界面切割损伤较大，上端穿针处靠近会阴部易感染，故针道感染率较高。因不便使用止血带，所以术前需备血 400 ml，其余术前准备同胫骨上干骺端截骨延长术。

（1）手术方法。

1）穿针。按术前画线在股骨下干骺端关节面上 4 cm 处，前后平行且与关节面平行钻入 2 枚直径 3～3. 5 mm 骨圆针（由外向内），针距 2 cm，两针尽量位于股骨下端矢状面中心轴两侧对称部位；继之在股骨中上 1/3 平面，缝匠肌后缘，垂直骨干由内向外钻入 1 枚直径 3. 5～4 mm 的骨圆针，进针时应避开股内侧血管，针尖到达骨面以后方可钻动，且尽量通过股骨矢状面中线纵轴，与会阴部距离要适当；最后在股骨中下 1/3 交界处，缝匠肌前缘，由内向外钻入 1 枚直径 3.5～4 mm 的骨圆针，使其垂直骨干并位于上下位穿针的连线上。

2）截骨。在大腿下外侧、关节面上约 4 cm 处开始向近端做 5～7 cm 凹面朝前的弧形切口，纵向切开骨膜，行环形剥离后，在下位穿针线上约 2 cm 处做 U 形截骨标志线，用直径 3 mm 的钻头在截骨线上钻 5～6 个骨孔后，在骨膜剥离器保护下截断股骨下干骺端，用生理盐水纱布保护伤口。

3）安装孟和式股骨外固定延长器。确认断端对位对线满意后，紧固延长器各部件。

（2）术后管理、延长方法、功能锻炼等与胫骨上干骺端截骨延长术相同。

4. 骨骺牵伸延长术

骨骺牵伸延长术是一种不截骨、无切口、创伤小、愈合快、可较大幅度延长肢体的延长方法，但其受严格的年龄限制，有关节严重僵直、骨骺早闭的可能。

（1）术前准备。

1）选择延长固定器。本书主要介绍孟和式带移动式锁针器及弧形压板的外固定延长器，所选择的延长器务必大小合适，螺旋杆需满足延长长度的需要。

2）摄双下肢全长 X 线片。

3）术前 X 线透视或摄片确定穿针标志线。

（2）麻醉。采用椎管内麻醉或全身麻醉。

（3）手术方法。

1）穿针方法。骨骺穿针按术前定位线或在术中以 6.5～7 号针头，经皮穿刺关节腔和骨骺线确定穿针位置，有条件的话最好在 X 线机透视下进行，以免损伤骨骺板和误入关节腔。骨干穿针参照术前定位线即可。进针宜用低速电钻，进针点皮肤宜切开 0.5 cm，可避免软组织灼伤，并向牵伸延长的相反方向推挤局部皮肤。

①骨骺穿针：在骺线旁 2～3 mm 处，与骺板平面平行，由外至内平行穿入 2 枚直径 3.5 mm 的骨圆针，作为牵伸延长各部位的第 1 组穿针。

②骨干穿针：依牵伸延长部位不同而异。胫骨上端骨骺牵伸延长时，在胫骨中上 1/3 处、胫腓骨远端垂直于胫骨骨干各穿入 1 枚直径 3.5 mm 的骨圆针作为牵伸延长的第 2 组针，其中远端的骨圆针要同时穿过腓骨，以保证腓骨上端骨骺分离并防止腓骨下端上移（图 3－24）。

胫骨下端骨骺牵伸延长时，在胫骨近端、胫骨中下 1/3 交界处各穿入 1 枚直径 3.5 mm 的骨圆针，胫骨中下 1/3 交界处的骨圆针同时穿过腓骨。另外，用 1 枚骨圆针将腓骨远端骨骺固定于距骨，防止腓骨下端骨骺上移。再用 1 枚直径 3.5 mm 的骨圆针横穿跟骨，以免骨骺分离时足下垂重力作用及跟腱紧张而致延长段前凸成角（图 3－25）。

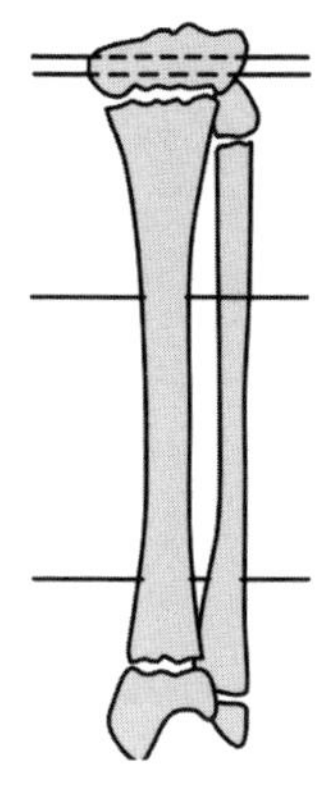

图 3－24　胫骨上端骨骺牵伸延长

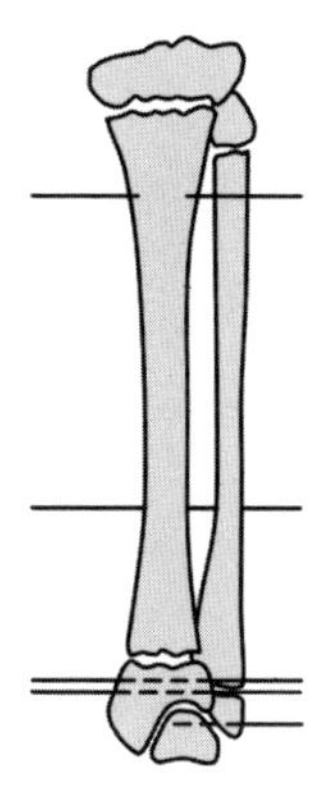

图 3－25　胫骨下端骨骺牵伸延长

2）安放外固定延长器。将穿好的骨圆针放入锁针器，装入相应半环的滑槽内，连接延长专用的支撑杆与半环，紧固各部件，剪除弓环处过长的针尾，包扎针道口、针尾。

3）延长方法。术后 3～4 天开始进行牵伸延长，每天延长 1 mm，分 4～6 次完成。一般牵伸 3 天左右骨骺分离时多数病人有较剧烈疼痛，约 30 分钟后明显缓解，休息 2～3 天后继续延长，在其后的延长过程中，多数病人无明显疼痛反应。为弥补健肢再生长的差额，患肢延长长度应较健侧长 2～3 cm。

（4）术后处理、功能锻炼、延长注意事项及骨愈合观察、拆除外固定器等同胫骨上干骺端截骨延长术。

（四）孟氏疗法治疗肢体短缩畸形的特点

对于因小儿麻痹后遗症、骨骺损伤、骨折畸形愈合等原因所致下肢不等长的病人可用带移动式锁针器及弧形压板的骨折复位固定器（孟氏架）的延长器行骨干截骨延长、骨骺牵伸延长、干骺端截骨延长等；而对膝内翻畸形并身材矮小者，可用上述方法行双侧胫骨上干骺端横断或倒 U 形截骨延长术。

由于截骨平面合理，截骨面上下各有独立的血液供应，骨膜下皮质骨截骨，骨膜及骨髓损伤小，低速缓慢延长速率恰当，延长外固定系统较稳定，再加主动积极的功能锻炼，因而局部成骨能力强，骨愈合较快，新骨质量好，不易出现骨延迟愈合和骨不连。牵伸延长过程中无神经损伤和血管危象发生。拆除外固定延长器后无新骨压缩及再骨折，无跟腱挛缩时需行跟腱延长。

（五）肢体延长术的常见并发症

1. 膝关节功能障碍

当牵伸延长 5 ~ 6 cm 时多出现膝关节屈曲畸形，伴屈伸功能受限，或半脱位。关节活动功能会随延长长度的增加而逐渐减退，这可能与以下因素有关。

（1）骨骺部穿针靠前，致牵引力轴线偏斜，使截骨近侧块向前向上旋转，截骨线部位成角，平台后倾角加大。

（2）延长幅度大，延长固定器的稳定性随延长幅度的增加而逐渐减弱，临床上，延长长度大于 8 cm 者几乎都伴有关节屈曲畸形。

（3）肢体延长可导致关节接触压增大，以胫骨上干骺端为例，牵伸延长使胫骨平台相对上移，而跨过延长区及膝关节并附着于股骨髁部的功能强大的腓肠肌因受轴向牵伸刺激产生反射性收缩，引导股骨髁相对下移，因此导致膝关节接触压增加，而接触压可产生以下不良后果。①关节活动功能障碍：由于牵拉关节的肌肉为非对称性的，作用于关节的接触压并不均匀，引起关节的轴向偏移，使关节呈半脱位或脱位状态；②关节软骨之应力损害：在临床观察中发现，即使骺端穿针位置合适，在牵伸延长过程中后位针因后侧肌力强大而弯曲，弯曲程度与膝关节屈曲活动受限程度及胫骨平台后倾角加大程度等相一致。

2. 其他并发症

肢体延长术的其他并发症包括针道感染、腓骨截骨时腓总神经牵拉损伤、腓骨头下移（此多因矫正膝内翻时间长，腓骨提前愈合所致）等。

（孙　研）

第四章 学术传承

“师者，所以传道授业解惑也。”孟和以骨折复位固定器疗法为核心，以骨科生物力学的临床与基础研究为特色，培养了一批致力于推进中西医结合骨科事业发展的研究生和弟子。他们在孟和的悉心指导下，以生物力学的观点，从临床实际出发，对骨折复位固定器治疗胫腓骨、桡骨远端、踝部等部位的不稳定型骨折、胫骨平台骨折，以及力臂式固定器治疗股骨颈骨折、股骨粗隆间骨折的疗效、损伤机制、固定效能等问题进行了深入探讨；并通过临床和基础研究，从生物力学、生理和病理学的角度，探讨了骨折复位固定器治疗膝骨关节炎的治疗机制，丰富了骨折复位固定器疗法（孟氏疗法）的理论。孟和学术传承脉络见图 4－1。

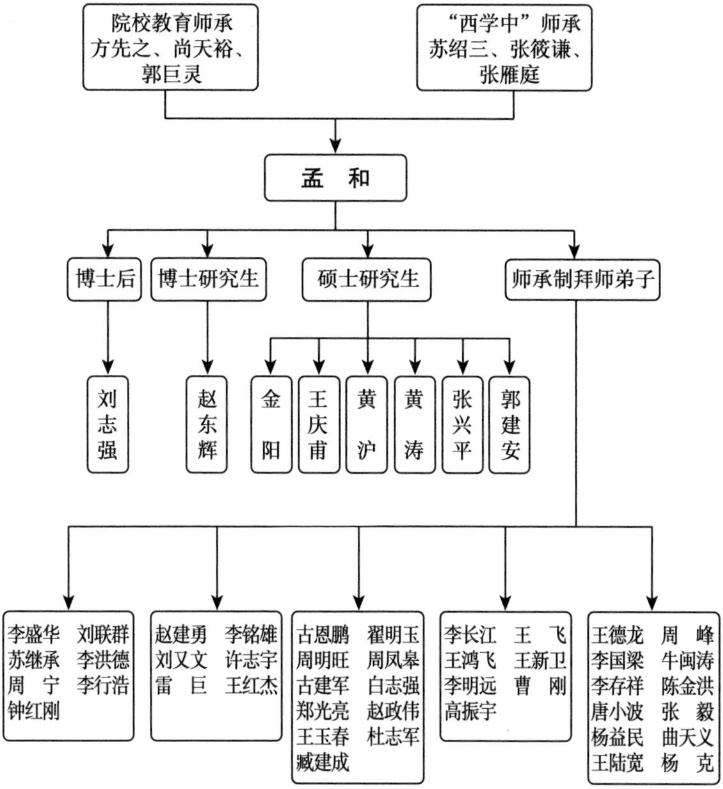

院校教育师承
方先之、尚天裕、郭巨灵

“西学中”师承
苏绍三、张筱谦、张雁庭

孟和

博士后
刘志强

博士研究生
赵东辉

硕士研究生
金阳　王庆甫　黄沪　黄涛　张兴平　郭建安

师承制拜师弟子

李盛华　刘联群　苏继承　李洪德　周宁　李行浩　钟红刚

赵建勇　李铭雄　刘又文　许志宇　雷巨　王红杰

古恩鹏　翟明玉　周明旺　周凤皋　古建军　白志强　郑光亮　赵政伟　王玉春　杜志军　臧建成

李长江　王飞　王鸿飞　王新卫　李明远　曹刚　高振宇

王德龙　周峰　李国粱　牛闽涛　李存祥　陈金洪　唐小波　张毅　杨益民　曲天义　王陆宽　杨克

图 4－1　孟和学术传承脉络

第一节　研究生教育

一、孟和培养的研究生

自 1984 年招收并培养第一名研究生开始，至 2003 年退休，孟和教授共培养了 1 名博士后、1 名博士研究生、6 名硕

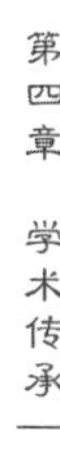

士研究生（表4-1）。他们及其团队全面继承并发展了孟和的学术思想和临床应用，对孟氏疗法进行了全面深入的理论、临床及基础研究，并将孟氏疗法广泛应用于中西医结合的临床实践，他们中的大部分人目前仍活跃在中西医结合骨科临床、教学及科研一线。

表4-1　孟和培养的研究生一览表（按入学时间排序）

姓名	毕业时间	学位	工作单位
金　阳	1987	硕士	中国中医科学院望京医院（已退休）
王庆甫	1988	硕士	北京中医药大学第三附属医院（已退休）
黄　沪	1988	硕士	北京中医药大学第三附属医院（已退休）
黄　涛	1992	硕士	湖南省中医药研究院
张兴平	1995	硕士	中国中医科学院中医药数据中心
郭建安	1996	硕士	美国加州五系中医药大学、健安中医骨伤诊所
赵东辉	2002	博士	中国中医科学院望京医院
刘志强	2002	博士后	天津市天津医院（已退休）

二、研究生论文选摘

1. 骨折复位固定器治疗胫腓骨骨折临床疗效分析及生物力学测试（摘要）

祖国医学是一个伟大的宝库，中医骨伤科学是中医药学的重要组成部分之一……正常骨折愈合过程的实现首先依赖于正确的骨折复位及骨折端的稳定……

胫腓骨骨折复位固定器正是基于祖国医学对骨折的整复治疗原则而研制的。它以中医的手法复位、小夹板外固定为基础，以对骨折端的弹性固定为准则。在具体操作中贯彻了“手法—器械—再手法—再器械”的过程。把骨折的整复、固定、功能锻炼有机地结合在一起……

随着生物力学的发展，创伤骨科与力学正在密切结合。国外对外固定器械的研究已相当深入，对各种外固定器械进行了力学测试。这样就对外固定器的力学性能及对骨折愈合所产生的效应得以从理论上阐明。但这一项工作在我国开展得尚少。胫腓骨骨折复位固定器尚无相关的力学参数。为使这一器械获得尽可能全面的力学数据，利于进一步改进及为今后临床的更好应用获得理论依据，并为今后的进一步研究工作进行一些方法上的探索，在实验室与临床上对胫腓骨骨折复位固定器进行力学方面的研究是很有必要的。我们采用电测的方法（即电阻应变测试技术）来进行实验，这是实验应力分析方法中最基本的方法之一。本文就近十年来应用骨折复位固定器治疗成人不稳定型胫腓骨骨折的临床情况做了分析总结。对固定器的稳定性能、压板下的力值、针骨界面的应力及患肢负重力与时间的关系等问题进行了力学测试。

（金　阳）

2. 力臂式固定器治疗股骨颈骨折、粗隆间骨折的临床及生物力学研究（摘要）

股骨颈骨折、粗隆间骨折是常见的损伤，好发于老年人，在全身骨折中，前者占 3.6%，后者为 1.38%……这类骨折患者年龄偏高，有的伤前就有全身器质性疾病，出于治疗的需要，长期卧床，极易引起心脑血管疾患、呼吸系统疾患、泌尿系统感染等并发症，或加重伤前疾病……

力臂式固定器治疗股骨颈骨折、粗隆间骨折和方先之的这些论述十分吻合，以闭合无损复位、内外结合有效固定、主动生理性关节活动功能锻炼为特点……

本文通过对力臂式固定器治疗的 121 例股骨颈骨折、95 例粗隆间骨折患者进行追踪随访，用髋关节 X 线形态学和关节功能评价该疗法的中、远期疗效；分析临床资料，探讨影响疗效的因素，并针对力臂式固定器的使用方法提出一些改进意见和措施，以期进一步提高疗效。并将先进的光测力学实验方法引入生物力学研究中，用贴片法光弹性实验对股骨上端应力分布规律、骨折发生机制做了分析，比较了临床上常用的几种固定器械的固定作用，阐述了力臂式固定器的固定作用。

（王庆甫）

3. 胫骨平台骨折的临床与生物力学研究（摘要）

新中国成立后，中医骨伤科受到很大的重视……中医骨伤科在治疗骨折方面取得了令人瞩目的成就。但对胫骨平台骨折的治疗尚有一定困难，需进一步探讨，以提高疗效。

……

胫骨平台骨折是膝关节内骨折，手术治疗损伤大，并发症多，而目前采用的非手术疗法或复位不准确，或固定不牢靠，或影响膝关节的早期活动，因而治疗上还存在许多问题。本文通过对70例胫骨平台骨折资料的分析，探讨胫骨平台骨折发病机制及治疗问题，同时介绍一种治疗胫骨平台骨折的新方法——复位固定器疗法。

应用光弹性贴片法对胫骨上端表面应力进行测定，同时观察在不同受力状态下胫骨上端的表面应力变化，探讨胫骨平台骨折的损伤机制……

通过这些工作，对胫骨平台骨折的治疗及生物力学机制进行了初步的探讨。

（黄　沪）

4. 力线改变致膝骨关节炎的临床及实验研究（摘要）

大量的临床观察和部分文献推导：肢体正常的生物力线被改变后能导致承重关节继发骨性关节炎。本文立足于生物力学这一基本理论，通过阻滞幼兔膝内侧骨骺生长，改变其双后肢正常力线，造成膝内翻。3 个月后，成功地诱导出兔膝骨关节炎模型。

在临床部分介绍了我导师孟和主任医师提出的倒 U 形截骨孟氏架外固定治疗膝骨关节炎的新方法，并与国际上流行的 coventry 手术做了疗效比较。

最后对近 40 年国内外关于膝骨关节炎的临床及实验研究的文献做了一个比较详细的综述，并就祖国医学对该病的认识做了系统的文献整理。

（黄　涛）

5. 骨折复位固定器治疗桡骨远端不稳定骨折的临床及生物力学研究（摘要）

桡骨远端骨折是最常见的骨折之一，约占全身骨折的 6.7%，绝大部分为移位骨折……

桡骨远端不稳定型骨折整复容易、固定困难，再度移位者可导致畸形愈合，但不愈合者极为罕见。……许多学者通过长期随访，发现畸形愈合患者多有腕关节活动受限、疼痛、握力低下等后遗症，明确提出腕部功能障碍与畸形愈合有直接关系。

本文通过对复位固定器治疗桡骨远端不稳定型骨折及骨折畸形愈合的临床病例进行分析，探讨骨折再移位的机制及治疗的有关问题，并介绍一种治疗桡骨远端不稳定型骨折的新方法，同时对复位固定器的临床牵引力值及握拳活动时牵引力的变化进行了探讨性测试。

模拟临床超腕关节牵引形式，用生物力学电测试对实验性桡骨远端骨折端的应力变化进行了力学观察，阐述复位固定器治疗桡骨远端不稳定型骨折的机制。

通过这些工作，对桡骨远端不稳定型骨折的治疗及生物力学机制进行了初步的探讨。

（张兴平）

6. 骨折复位固定器治疗踝部不稳定骨折的临床及生物力学研究（摘要）

踝关节是既稳定又灵活的负重关节，其骨折发病率在关节内骨折中居首位。一旦发生损伤，创伤解剖变化复杂，特别是不稳定型双踝和三踝骨折，在处理上有一定困难……

本组病例均属踝部不稳定型骨折，共 21 例……所有病例均采用手法复位、踝部骨折复位固定器外固定治疗……骨折复位固定器能持续纵向牵引，维持后踝折块的复位。复位后将踝关节在功能位固定，有利于早期进行功能锻炼，加速骨折的愈合及关节功能的恢复。

用新鲜尸体标本制造实验性内翻型三踝骨折模型，模拟临床超踝关节牵引方式，对牵引状态下后踝折端应力变化进行测试和分析，用测力传感器测得在牵引状态下后踝折块受到牵引力值 29.7% 的纵向拉伸应力，指出牵引力通过后踝关节囊和后侧韧带使后踝折块间接受到纵向拉伸应力的作用，使后踝折块复位，并对抗后侧软组织造成的使后踝折块上移的趋势，保持整复后的良好位置。

用新鲜尸体标本制造实验性内翻型三踝骨折模型，模拟临床超踝关节牵引方式，观察到超踝关节牵引时，后踝折块不仅受到纵向拉伸应力的作用，同时还受到横向约束力的作用，这有助于防止后踝折块的再移位，但若牵引力过大，这种约束作用将减小。横向约束力的产生，主要是小腿三头肌的作用。以上初步探讨了“筋束骨”的实质。

通过对临床病例的统计分析及生物力学实验观察，结果均发现骨折复位固定器治疗踝部不稳定型骨折脱位，有利于保持骨折整复后的良好位置直至骨折愈合，是一种可靠而实用的新方法。

（郭建安）

7. 继发性膝骨关节炎家兔模型建立和治疗过程中细胞凋亡监测及 IL-1、IL-6 表达的实验研究（摘要）

针对临床中大量的继发性膝骨关节炎（OA）病例，孟和教授强调了生物力学在病因学、病理学及治疗学中的重要地位："尽管酶类及免疫反应的参与降低了关节软骨的屈服强度，但（关节软骨）要磨损到骨质外露却离不开应力的作用。"他还以生物力学为基本出发点，提出了手术治疗继发性膝关节 OA 的新术式，即胫骨倒 U 形截骨弹性外固定术；在实验动物模型方面提出了继发性膝关节 OA 的幼兔胫骨骨骺阻滞模型。

本研究对幼兔胫骨内侧骨骺阻滞造成膝内翻乃至继发性膝关节 OA，并采用胫骨倒 U 形截骨外固定术进行治疗的过程进行了组织形态学观察、细胞凋亡现象的定量检测和细胞因子（IL-1、IL-6）的免疫组织化学研究，对胫骨倒 U 形截骨外固定术治疗继发性膝关节 OA 的机制进行了探讨。

（赵东辉）

第二节　师承制教育

早在 1984 年，孟和就牵头创建了国内首个骨科外固定学术团体——全国骨伤科外固定学会，并依托学会先后举办了 23 期"骨折复位固定器疗法和生物力学培训班"，推广骨科复位固定器疗法，培养了 1100 余名骨科外固定的骨干，使更多患者享受了该疗法的益处。

自2004年6月始，孟和退而不休，多点执业传播孟氏疗法和微创理念，多方协调组建微创学会，广纳英才，培养了一大批活跃在骨科一线的临床骨干。自2011年至2016年，孟和教授通过师承制方式先后接收并培养5批共43名高徒（表4-2）。

表4-2　孟和师承弟子信息

批次	姓名	工作单位
第一批	李盛华	甘肃省中医院
	刘联群	福建中医药大学附属泉州市正骨医院
	苏继承	海城市正骨医院
	李洪德	磐石小白楼医院
	周　宁	北京大兴兴和骨伤医院
	李行浩	上海合川莱茵中医医院
	钟红刚	中国中医科学院望京医院
第二批	赵建勇	河北省沧州中西医结合医院
	李铭雄	福建中医药大学附属泉州市正骨医院
	刘又文	河南省洛阳正骨医院
	许志宇	唐山市中医医院
	雷　巨	北京大兴兴和骨伤医院
	王红杰	北京市丰盛中医骨伤专科医院
第三批	古恩鹏	天津中医药大学第二附属医院
	翟明玉	深圳平乐骨伤科医院
	周凤皋	成都骨科医院
	古建军	宁夏回族自治区中西医结合医院
	白志强	北京市第一中西医结合医院
	郑光亮	厦门光亮骨科医院
	赵政伟	海城市正骨医院
	王玉春	呼伦贝尔市中蒙医院
	杜志军	河南省洛阳正骨医院

续表

批次	姓名	工作单位
第三批	周明旺	甘肃省中医院
	臧建成	北京中医药大学第三附属医院
第四批	李长江	迁安华仁骨科医院
	王　飞	北京市慧慈医院
	王新卫	河南省洛阳正骨医院
	王鸿飞	河北省沧州中西医结合医院
	李明远	成都骨科医院
	曹　刚	宁夏回族自治区中西医结合医院
	高振宇	（吉林省）农安宝华骨科医院
第五批	王德龙	中国中医科学院望京医院
	周　峰	上海正中脊中医诊所有限公司
	李国梁	河北省沧州中西医结合医院
	牛闽涛	迁安华仁骨科医院
	唐小波	成都骨科医院
	张　毅	四子王旗二有有中医骨伤医院
	李存祥	（河北省）宁晋县医院
	杨益民	唐山职业技术学院附属医院
	陈金洪	杭州市富阳中医骨伤科医院
	王陆宽	海城市正骨医院
	曲天义	海城市正骨医院
	杨　克	北京裕和中西医结合康复医院

参考文献

[1] 尚天裕，孟和. 局部柳木夹板外固定治疗骨干骨折的力学研究. 天津医药杂志骨科附刊，1963，7（4）：171－175.

[2] 郭巨灵，孟和. 膝关节加压固定压力测定实验［J］. 天津医药杂志骨科附刊，1963，7（2）：55－57.

[3] 孟和，尚天裕. 骨折复位固定器治疗四肢骨折的初步体会——附125例治疗报告［J］. 中医杂志，1980（05）：36－39.

[4] Tyllianakis M，Mylonas S. Treatment of unstable distal radius fractures with Ilizarov circular，nonbridging external fixator［J］. Injury，2010，41（3）：306－311.

[5] Madhav RT，Kampa RJ，Singh D，et al. Cobb procedure and Rose calcaneal osteotomy for the treatment of tibialis posterior tendon dysfunction［J］. Acta Orthop Belg，2009，75（1）：64－69.

[6] Anderson LD，Sisk D，Tooms RE，et al. Compression－plate fixation in acute diaphyseal fractures of the radius and ulna［J］. J Bone Joint Surg Am，1975，57（3）：287－297.

[7] Tomak Yl，Kocaoglu M，Piskin A，et al. Treatment of intertrochanteric fractures in geriatric patients with a modified external fixator［J］. Injury，2005，36（5）：635－43.

[8] 胥少汀，葛宝丰，徐印坎. 实用骨科学［M］. 3版：北京：人民军医出版社，2005.

[9] 孟和，金阳. 复位固定器治疗不稳定性胫腓骨骨折1033例临床报告［J］. 中华骨科杂志，1990，10（3）：186－188.

[10] 苏继承. 复位固定器治疗小腿创伤性骨折195例临床报告［J］. 中医骨伤，1988，9：31－32.

[11] 黄卫，王旭生. 三种方法治疗胫骨干骨折的比较［J］. 现代医院，2004，4（5）：14－16.

[12] 孟和. 中西医结合骨科外固定治疗学［M］. 北京：人民卫生出版社，2005.

[13] 孟和，郭建安. 论骨科有限手术［C］// 中国中西医结合学会. 第九次全国中西医结合创伤骨科学术大会论文汇编. 中国中医研究院骨伤科研究所 望京医院，2001：3.

[14] 王德龙，张兴平. 手法复位小夹板外固定治疗骨折的延续和发展——骨折复位固定器疗法［J］. 中医杂志，2017，58（5）：438－440.

[15] 顾志华，孟和. 骨折治疗的生物力学研究——弹性固定准则［J］. 河北省科学院学报，1989，(02)：19－23.

[16] Cowin S C，Hegedus D H. Bone remodeling I：theory of adaptive elasticity［J］. Journal of Elasticity，1976，6（3）：313－326.

[17] 钱民全，陶祖莱，盛家宁，等. 骨折愈合与应力的适应性假设 兼论小夹板固定的优越性［J］. 北京生物医学工程，1984，(01)：28－32.

[18] 尚天裕，孟和，顾志华，等. 肌肉内在动力对中西医结合治疗股骨骨折的机理探讨［J］. 中医杂志，1982（06）：65－68.

[19] 孟和. 骨折诊断的依据及治疗选择与整复标准的评价［C］//第11

届全国中西医结合骨伤科学术研讨会论文汇编，2003：125－134.
[20] 孟和. 下肢骨折复位固定器 [J]. 医疗器械，1978，(06)：18－23，38.
[21] 孟和，朱云龙，沈志祥，等. 前臂骨折复位固定器的研制与临床应用 [J]. 中华外科杂志，1980，18 (5)：405－408.
[22] 董福慧，孟和. 力臂式骨折固定器临床应用报告 [J]. 中医骨伤科杂志，1986，2 (3)：18－21.
[23] 孟和，张连仁. 股骨骨折复位固定器的临床应用 [J]. 骨伤科研究，1986 (3)：46－49.
[24] 张连仁，孟和. 骨折复位器疗法治疗开放骨折 [J]. 骨伤科研究，1986 (3)：106－109.
[25] 张连仁，温建民，徐昭，等. 复位固定器治疗掌侧 Barton's 骨折疗效观察（附 6 例报告）[J]. 中医正骨，1996 (04)：14－15.
[26] 孟和，崔海洲，雷巨. 中西医结合治疗前臂骨折力学问题的再探讨 [J]. 中华医学杂志，1979，59 (3)：158－161.
[27] 金阳. 复位固定器治疗胫腓骨折生物力学研究 [D]. 北京：中国中医研究院，1987.
[28] 钟红刚，张兴平，金阳，等. 骨折复位固定器疗法定量问题探讨 [J]. 医用生物力学，2001 (03)：147－149.
[29] 钟红刚，赵宏普，宋跃，等. 穿针滑动固定家兔胫骨实验性骨折愈合过程断端位移测试 [J]. 中国骨伤，2001 (10)：28－29.
[30] 赵东辉. 继发性膝关节骨性关节炎家兔模型建立和治疗过程中细胞凋亡检测及 IL-1、IL-6 表达的实验研究 [D]. 北京：中国中医科学院，2002.

[31] 曾衍钧，陈铮培，徐巽珠，等. 外固定器与模拟骨折的实验和理论分析 [J]. 中国生物医学工程学报，1992，11 (01)：57－61.

[32] 孟和. 骨科复位固定器疗法 [M]. 天津：天津科学技术出版社，1986.

[33] 金阳，孟和. 胫骨截骨术后患肢负重力临床测试 [J]. 中医正骨，1994，6 (03)：5－6.

[34] 钟红刚，张万强，关继超，等. 外置式人工关节控制下的家兔膝关节再生与功能恢复 [J]. 医用生物力学，2014，29 (04)：72－78.

[35] 孟和. 弘扬中国骨科之长走微创骨科之路 [C] //第十三届全国中西医结合骨伤科学术研讨会，2005：439－441.

[36] 吴潇湘. 从美国院士寻找孟和教授说起 [N]. 中国中医药报，2011－12－26 (1).

[37] 吴潇湘. 中医让我们走在一起 [N]. 中国中医药报，2012－8－1 (1).

[38] (瑞士) 鲁迪，(加) 巴克利，(英) 莫兰. 骨折治疗的 AO 原则 [M]. 第2版. 王满宜，曾炳芳，主审；危杰，刘璠，吴新宝，等译. 上海：上海科学技术出版社，2010.

[39] 王秋根，沈洪兴. 肱骨干骨折的治疗选择 [J]. 国外医学·骨科学分册，2004，25 (4)：197－199.

[40] 王亦璁，姜保国. 骨与关节损伤 [M]. 第5版. 北京：人民卫生出版社，2012.

[41] 孟和. 中国骨折复位固定器疗法 [M]. 北京：北京医科大学 中国协和医科大学联合出版社，1993.

[42] 于铁强，左玉明，王月光，等. 儿童类孟氏骨折的分型与治疗

[J]. 中国修复重建外科杂志，2013，27（11）：1309－1312.

[43] 吴孟超，吴在德. 黄家驷外科学 [M]. 第7版. 北京：人民卫生出版社，2008.

[44] Bruce D. Browner，Jesse B. Jupiter，Alan M. Levine，等主编. 创伤骨科学 [M]. 第3版. 王学谦，娄思权，侯筱魁，等主译. 天津科技翻译出版公司，2007.

[45] 张兴平. 桡骨远端骨折治疗方法的选择与思考 [J]. 中国骨伤，2011，24（11）：887－889.

[46] 熊学华，许月莲，王克刚，等. 桡骨远端骨折不同治疗方法临床疗效比较 [J]. 中国矫形外科杂志，2007，15（16）：1221－1223.